食物と健康の科学シリーズ

油脂の科学

戸谷洋一郎

原　節子
……………［編］

朝倉書店

執筆者

＊原　　　節　子	成蹊大学理工学部　教授
＊戸　谷　洋　一　郎	(公財)日本油脂検査協会　理事長
田　口　信　夫	(一社)日本植物油協会　技術担当理事
平　田　芳　明	(一財)日本水産油脂協会　理事長
戸　谷　永　生	神戸学院大学栄養学部　教授
青　貫　喜　一	前(一社)日本植物油協会　技術担当理事
石　黒　　　隆	ミヨシ油脂(株)食品本部技術部　部長
横　溝　和　久	(株)J-オイルミルズ　品質保証部長
難　波　富　幸	不二化成(株)研究室　室長
遠　藤　泰　志	東京工科大学応用生物学部　教授
宮　下　和　夫	北海道大学大学院水産科学研究院　教授

(執筆順，＊は編者)

はじめに

　本書は朝倉書店の「食物と健康の科学」シリーズの一冊として，刊行するものであり，大学などにおいて専門科目としての油脂・脂質に関する講義を聴講する機会の無いままに社会に出て，油脂・脂質を素材とする産業の業務に従事する技術者に対して基礎的な知識を紹介することを主たる目的として編纂したものである．

　周知のように，油脂は三大栄養素として食生活に欠かせない栄養素であるばかりでなく，界面活性剤，塗料，香粧品，医薬品，バイオディーゼル燃料などの原材料として重要なる役割を果たしている．一方で，近年，先進諸国において油脂は肥満に端を発する生活習慣病の主因として敬遠される傾向が目立ち，油脂のもつ本来の機能が忘れられがちである．しかし，油脂は高エネルギー栄養素であるばかりではなく，身体の構成成分であり，必須脂肪酸の供給源，脂溶性ビタミンの担体，風味の付与物などとしても欠かせないものである．それ故，人類は経験的に動植物油脂を活用してきた歴史をもつことを思い起こし，ヒトの生活における油脂の役割や重要性を再認識する必要がある．

　本書は7章で構成されており，第1章「油脂の概論」，第2章「油脂の種類と特徴」，第3章「油脂の栄養と機能」，第4章「食用油脂の製造と加工」，第5章「油脂製品」，第6章「食用油脂の劣化」，第7章「食用油脂の酸化防止」となっている．また，「コラム」欄を設け，本文中に記述されていないが，事宜に適った項目について平易に紹介している．

　各章やコラムの分担執筆者は斯界の第一人者として活躍してきた経験を踏まえて集積した知識を本書に紹介している方々である．それ故，本書が油脂・脂質の研究者や技術者，あるいは油脂関連業界に身を置く人々や大学などで勉強する学生にとって有益な参考書となりうることを切に願ってやまない．

　最後に本書のためにお忙しい中を，貴重な時間を割いて快くご執筆下さった先生方に深甚なる謝意を表する．また，本書の刊行に当たっては執筆者以外にも多

くの人々や団体に理解あるご協力を得た．特に，公益社団法人日本油化学会と一般社団法人日本植物油協会に感謝申し上げる．

　さらに，朝倉書店編集部の方々にご尽力を頂いて，はじめて本書を世に送りだすことができたことを付記する．

　2015年9月

戸谷洋一郎
原　　節子

目　　次

1. 油脂の概論 …………………………………………………………………… 1
   1.1 油脂とは ………………………………………………………〔原　節子〕… 1
   1.2 我が国の油脂の歴史 …………………………………………〔戸谷洋一郎〕… 4
      1.2.1 油脂利用の歴史 ……………………………………………………… 4
      1.2.2 我が国の採油法の変遷 ……………………………………………… 7

2. 油脂の種類と特徴 …………………………………………………………… 12
   2.1 油脂の化学構造と物性 ………………………………………〔田口信夫〕… 12
      2.1.1 比重，密度 …………………………………………………………… 13
      2.1.2 屈折率 ………………………………………………………………… 15
      2.1.3 粘　度 ………………………………………………………………… 16
      2.1.4 融点，軟化点 ………………………………………………………… 18
      2.1.5 曇り点 ………………………………………………………………… 19
      2.1.6 冷却試験 ……………………………………………………………… 19
      2.1.7 固体脂指数 …………………………………………………………… 19
      2.1.8 固体脂含量 …………………………………………………………… 20
      2.1.9 発煙点，引火点，燃焼点 …………………………………………… 21
   2.2 油脂の構成脂肪酸 ……………………………………………〔田口信夫〕… 22
      2.2.1 飽和脂肪酸 …………………………………………………………… 25
      2.2.2 一価不飽和脂肪酸 …………………………………………………… 26
      2.2.3 多価不飽和脂肪酸 …………………………………………………… 27
      2.2.4 その他の脂肪酸 ……………………………………………………… 28
   2.3 油脂の種類と特徴及び使用量の変遷 …………………………………… 30
      2.3.1 植物油脂の種類と特徴及び使用量の変遷 …………〔田口信夫〕… 30
      2.3.2 動物油脂の種類と特徴及び使用量の変遷 …………〔田口信夫〕… 40

2.3.3　魚油の種類と特徴及び使用量の変遷 …………………〔平田芳明〕… 42

3. 油脂の栄養と機能 ……………………………………………〔戸谷永生〕… 49
　3.1　油脂（脂質）の消化と吸収・代謝 ……………………………………… 49
　　3.1.1　胃における消化吸収 ……………………………………………… 49
　　3.1.2　小腸における消化吸収 …………………………………………… 50
　　3.1.3　小腸上皮細胞への取り込みとカイロミクロンの分泌 ………… 52
　　3.1.4　脂質代謝 …………………………………………………………… 54
　3.2　油脂（脂質）の栄養 ……………………………………………………… 56
　　3.2.1　摂取される油脂（脂質） ………………………………………… 56
　　3.2.2　油脂（脂質）の分解 ……………………………………………… 58
　　3.2.3　ケトン体 …………………………………………………………… 61
　　3.2.4　各器官に特異的に必要となる脂質 ……………………………… 62
　3.3　必須脂肪酸 ………………………………………………………………… 63
　3.4　油脂・脂肪酸の生理機能 ………………………………………………… 65
　　3.4.1　アレルギー ………………………………………………………… 66
　　3.4.2　脳梗塞・心筋梗塞 ………………………………………………… 66
　　3.4.3　境界域高血圧 ……………………………………………………… 67
　　3.4.4　ガ　ン ……………………………………………………………… 67
　　3.4.5　出血性脳卒中・寿命 ……………………………………………… 68
　　3.4.6　学習能・認知症 …………………………………………………… 68
　3.5　調理・食品加工における油脂の役割 …………………………………… 71
　　3.5.1　熱媒体 ……………………………………………………………… 71
　　3.5.2　離　型 ……………………………………………………………… 71
　　3.5.3　嗜好性の向上 ……………………………………………………… 72
　　3.5.4　食品の物性・組織形成 …………………………………………… 73
　　3.5.5　保存性の向上 ……………………………………………………… 74

4. 食用油脂の製造と加工 …………………………………………………………… 75
　4.1　油脂原料と搾油 …………………………………………………〔青貫喜一〕… 75

	4.1.1	油脂原料 ……………………………………………………… 75
	4.1.2	搾油工程 ……………………………………………………… 78
4.2	精製と品質管理 ………………………………………〔青貫喜一〕… 85
	4.2.1	脱ガム工程 …………………………………………………… 85
	4.2.2	脱酸工程 ……………………………………………………… 87
	4.2.3	脱色工程 ……………………………………………………… 90
	4.2.4	脱ロウ工程 …………………………………………………… 91
	4.2.5	脱臭工程 ……………………………………………………… 93
4.3	分　　　別 ………………………………………………〔石黒　隆〕… 97
	4.3.1	油脂産業における分別 ……………………………………… 97
	4.3.2	植物油脂の分別（パーム油）……………………………… 98
	4.3.3	動物油脂の分別（豚脂）…………………………………… 100
4.4	水　素　添　加 …………………………………………〔石黒　隆〕… 102
	4.4.1	油脂産業における水素添加技術 …………………………… 102
	4.4.2	水素添加の化学反応 ………………………………………… 103
	4.4.3	水素添加の実際 ……………………………………………… 105
	4.4.4	水素添加におけるトランス酸生成の抑制 ………………… 105
4.5	エステル交換 ……………………………………………〔石黒　隆〕… 107
	4.5.1	油脂のエステル交換技術 …………………………………… 107
	4.5.2	エステル交換の化学 ………………………………………… 107
	4.5.3	パーム油のエステル交換 …………………………………… 109
	4.5.4	エステル交換の工業的プロセス …………………………… 111
4.6	植物油脂の規格・基準 ………………………………〔青貫喜一〕… 112
	4.6.1	JAS 法 ………………………………………………………… 112
	4.6.2	コーデックス（Codex）規格 ……………………………… 119
	4.6.3	ISO9001（品質マネジメントシステム）………………… 122
	4.6.4	HACCP ……………………………………………………… 123

5. 油　脂　製　品 ……………………………………………………… 126

5.1　食用植物油脂製品 ……………………………………〔青貫喜一〕… 126

5.1.1　食用植物油脂のJAS格付け数量及び包装形態 …………… 126
　　5.1.2　食用植物油製品の用途 ……………………………………… 128
　5.2　油 脂 食 品 ……………………………………………〔横溝和久〕… 131
　　5.2.1　マヨネーズ …………………………………………………… 131
　　5.2.2　ドレッシング ………………………………………………… 133
　　5.2.3　クリーム ……………………………………………………… 135
　5.3　加工油脂製品 …………………………………………〔石黒　隆〕… 138
　　5.3.1　マーガリン・ショートニング・バター …………………… 138
　　5.3.2　チョコレート ………………………………………………… 142
　5.4　非食用油脂製品 ………………………………………〔難波富幸〕… 143
　　5.4.1　洗浄剤 ………………………………………………………… 144
　　5.4.2　化粧品 ………………………………………………………… 149
　　5.4.3　繊　維 ………………………………………………………… 151
　　5.4.4　塗　料 ………………………………………………………… 151
　　5.4.5　バイオディーゼル燃料 ……………………………………… 152

6.　食用油脂の劣化 ……………………………………………〔遠藤泰志〕… 154
　6.1　自 動 酸 化 ……………………………………………………………… 154
　　6.1.1　自動酸化機構 ………………………………………………… 154
　　6.1.2　自動酸化生成物 ……………………………………………… 156
　　6.1.3　自動酸化に及ぼす因子 ……………………………………… 159
　6.2　光増感酸化 ……………………………………………………………… 161
　　6.2.1　光増感酸化機構 ……………………………………………… 161
　　6.2.2　光増感酸化生成物 …………………………………………… 162
　6.3　酵 素 酸 化 ……………………………………………………………… 163
　6.4　その他の劣化反応 ……………………………………………………… 165
　　6.4.1　加水分解型・ケトン型酸敗 ………………………………… 165
　　6.4.2　戻り臭 ………………………………………………………… 165
　6.5　加 熱 劣 化 ……………………………………………………………… 166
　　6.5.1　熱酸化 ………………………………………………………… 166

6.5.2　加水分解 …………………………………………… 167
　　　6.5.3　重合・熱分解 ……………………………………… 168
　6.6　食用油脂の劣化度評価 ………………………………… 170
　　　6.6.1　過酸化物価 ………………………………………… 170
　　　6.6.2　酸　　価 …………………………………………… 171
　　　6.6.3　カルボニル価・アニシジン価 …………………… 171
　　　6.6.4　その他の評価法 …………………………………… 172

7. 食用油脂の酸化防止 …………………………〔宮下和夫〕… 174
　7.1　酸化防止剤 ………………………………………………… 174
　　　7.1.1　食用油脂の酸化と酸化防止 ……………………… 174
　　　7.1.2　水素ラジカル供与型の酸化防止剤 ……………… 176
　　　7.1.3　金属キレート作用に基づく酸化防止 …………… 177
　　　7.1.4　相乗的な酸化防止作用 …………………………… 178
　　　7.1.5　アミノカルボニル反応による酸化防止物質の生成 …… 179
　　　7.1.6　食用油脂に用いられる主な酸化防止剤 ………… 179
　7.2　不均一系での酸化防止 …………………………………… 185
　　　7.2.1　酸化防止剤の電荷 ………………………………… 186
　　　7.2.2　ポーラーパラドックス …………………………… 186
　　　7.2.3　カットオフ理論 …………………………………… 188

索　　引 ……………………………………………………………… 191

コラム1　油脂と石油 ………………………………〔原　節子〕… 4
コラム2　TAG分子種とは …………………………〔原　節子〕… 22
コラム3　油脂の脂肪酸組成分析法 ………………〔原　節子〕… 30
コラム4　多価不飽和脂肪酸とは …………………〔原　節子〕… 43
コラム5　TAGの sn-1位，2位，3位とは ………〔原　節子〕… 50
コラム6　運動による消費カロリー ………………〔戸谷永生〕… 59
コラム7　脂肪酸から産生されるATPの量 ………〔戸谷永生〕… 61

コラム 8　リン脂質とは ……………………………………〔原　節子〕… 86
コラム 9　ロウとは …………………………………………〔原　節子〕… 93
コラム 10　油脂のTAG分子種組成分析法……………………〔原　節子〕… 101
コラム 11　油脂のエステル交換反応とは……………………〔原　節子〕… 109
コラム 12　過酸化物価（電位差滴定法）……………………〔原　節子〕… 170
コラム 13　遊離脂肪酸含油率 ………………………………〔原　節子〕… 172
コラム 14　油の酸化安定性試験とは…………………………〔原　節子〕… 172
コラム 15　油の酸化を防ぐには………………………………〔原　節子〕… 176

1 油脂の概論

◖ 1.1 油脂とは ◗

　油脂（oil & fat）とは天然の動植物や微生物などから得られるトリアシルグリセロール（トリグリセリド）構造をもつ物質のことを言い，一般に常温で液体のものを油（oil），固体のものを脂肪（fat）と言う．
　油脂は有機化合物の中で脂質（lipid）に分類される物質である．脂質とは，①水に不溶であること，②代表的な有機溶媒に可溶であること，③分子内に長鎖炭化水素基をもつこと，④生物体に存在するか，生物体由来のもの，と定義されている．それ故，脂質には油脂以外にも油脂を構成する脂肪酸や油脂と関連の深い高級脂肪酸と高級アルコールのエステルであるロウ（wax）をはじめリン脂質，糖脂質，硫脂質，長鎖アルコール，長鎖アルデヒド，長鎖炭化水素，脂溶性ビタミン，カロテノイド，ステロールなども含まれる．また，脂質はアシルグリセロールやロウのような単純脂質，リン脂質や糖脂質のような複合脂質および脂肪酸のような誘導脂質に分類されることもある．
　近年，「天然物は身体に良いが，化学物質は良くない」と言うことが巷で喧伝されている．しかし，天然物でも合成物でもすべての物質はそれぞれ一定の化学構造をもつ化学物質である．油脂は人類が最も古くから利用した天然の化学物質のひとつである．言うまでもなくヒトは日々の活動の原動力として食物を摂取し，その基本的な栄養成分は油脂（脂質），糖質，タンパク質である．そのため，ヒトの食習慣に油脂を欠いては健康な身体を維持できないことを太古の人々も無意識のうちに経験的に知っていたと思われる．もちろん，現代人のような栄養学的知識は皆無であったろうが，いわゆる"目に見えるあぶら"として獣や魚類の体

脂肪を，"目に見えないあぶら"として穀類や果実を食して適切に油脂を摂取していたと考えられる．

　また，ヒトは油脂を栄養成分としてのみ利用してきたわけではない．洋の東西を問わず，油脂は灯火や皮膚組織の保護・治癒・防寒剤などとしても長い間使われてきた．フランス南西部ドルドーニュにある旧石器時代のラスコー洞窟やラ・ムート洞窟からランプが発見されていることから，油脂は灯火として利用されていたものと思われる．さらに，クロマニヨン人が描いたラスコー洞窟の壁画の顔料は赤土・木炭を獣脂・血・樹液などで溶かして作っていたことが知られている．

　搾油した植物油が利用され始めたのはオリーブ油やごま油ではなかったかと考えられている．オリーブ油は古代エジプトのファラオやアステカの王の戴冠式において身体に塗布する儀式に用いられ，クレオパトラが美容に用いたことなどが知られている．ゴマは出エジプト記で知られるモーゼの時代（紀元前13世紀頃）以前にエジプトで栽培されていたが，中国ではそれよりはるかに古い栽培の歴史があり，約5,000年前にすでにごま油を燃やした煤から墨を作ったと記されている．しかし，植物油の搾油が本格的に行われ始めたのは紀元前6世紀頃，ローマにおいてオリーブ油の生産が盛んになった頃とされていることから，植物からの製油法の起源は紀元前6世紀頃，現在から約2,600年前頃と推測されている．

　このように，人類はその誕生以来，油脂を生活必需品として利用してきた歴史をもつ．我が国においても，身近な物質として表1.1のような油脂に因んだ諺・用語や地名などが数多く残されている．

　今日，代表的な油として我々が利用しているものは植物の種子や胚芽から得られるなたね油，大豆油，ひまわり油，綿実油，こめ油，ごま油，サフラワー油，オリー

表1.1　油脂に因んだ諺・用語・地名

諺・用語	油を売る 油断大敵 脂汗をにじませる 油が切れる 油が乗る 油を絞る 油口	油売り（怠け者） 水と油 脂ぎる 油を注ぐ 油を流したよう 油をさす 油なぎ
地　名	油壺（三浦半島） 油掛（京都市伏見区）	油面公園（東京都目黒区）

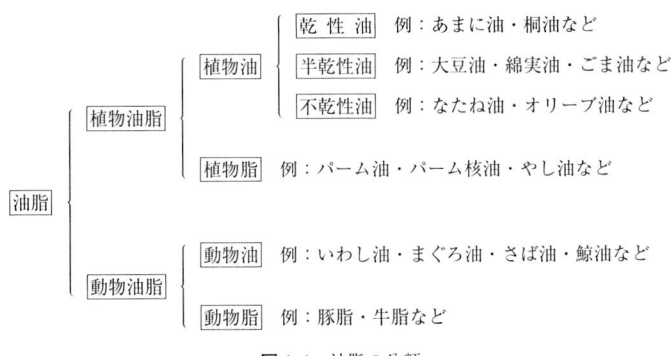

図 1.1 油脂の分類

ブ油，小麦胚芽油，あまに油，桐油，ひまし油や水産動物から得られるいわし油，まぐろ油，さば油，鯨油，たら肝油，いか肝油などである．脂肪として利用している植物由来のものはパーム油，パーム核油，カカオ脂，やし油，シア脂，イリッペ脂や陸産動物由来の豚脂（ラード），牛脂（ヘット），羊脂，鶏脂，乳脂などがある．これらの油脂は食用をはじめセッケン・洗剤，医薬品，香粧品，塗料，バイオディーゼル燃料などに利用されているが，それらを分類すると図1.1のようになる．

　本書では脂質に包含される数多くの物質の中から，油脂およびその関連物質について基礎知識，機能，用途などを紹介したい． 〔原　節子〕

文　献

1) 松尾　登・長谷川恭子編（1984）．油脂 栄養・文化そして健康，女子栄養大学出版部．
2) 宮川高明（2006）．食用油脂の科学，愛智出版．
3) 神村義則監修（2004）．新訂版 食用油脂入門，日本食糧新聞社．
4) 日本油化学会編（2005）．油脂・脂質の基礎と応用―栄養・健康から工業まで―，日本油化学会．
5) 和田　俊・後藤直宏（2004）．食品機能学―脂質―，丸善．
6) 鈴木　修・佐藤清隆・和田　俊監修（2006）．機能性脂質の進展，シーエムシー出版．
7) デイビッド．G.ウィリアムズ著，川口健夫訳（2000）．精油の化学，フレグランスジャーナル社．
8) 日本油化学会編（2001）．油脂化学便覧（第四版），丸善．
9) 上田隆史編（2013）．管理栄養士養成シリーズ 生化学，化学同人．
10) 福田　満編（2003）．食品・栄養科学シリーズ 生化学，化学同人．
11) 久木野憲司・久野一恵監修（2002）．標準栄養学講座 生化学，金原出版．
12) 戸谷洋一郎監修（2012）．油脂の特性と応用，幸書房．

> ♠ コラム1　油脂と石油 ♥
>
> 　この本では「油脂」について紹介していますが，石油のことも「あぶら」と言います．でも同じ「あぶら」と言ってもこれらはまったく異なるものです．まず，「油脂」とは天然油脂，つまり動物の脂肉，骨，筋などの非肉食部や植物の種子，果肉，核，胚芽などから採取されます．その化学構造はグリセリンと3分子の脂肪酸が結合したトリアシルグリセロールが主体となっています．一方，化石エネルギーの代表である「石油」は，多数の炭化水素の混合物で，パラフィン系，オレフィン系，ナフテン系，アロマチック系に分類され，また原油から沸点によってガス，液化ガス，ナフサ，ガソリン，灯油，軽油，重油，その他の区分に分画され，それぞれの用途に使用されています．
>
> 〔原　節子〕

1.2　我が国の油脂の歴史

1.2.1　油脂利用の歴史

　"あぶら"という語が最初に現れる我が国最古の文献は和銅五（712）年に天武天皇の勅命によって，稗田阿礼が誦習（朗読）していた天皇の系譜を太安万侶が編集した『古事記』であると言われている[1]．

　しかし，我が国においても有史以前から動物性の油脂を利用していたことが推測され，伝説では神武天皇の時代に土器に魚油を入れて灯りとして燃やしたとも言われている．3世紀の神功皇后の頃には中国大陸から搾油の道具が伝わり，4世紀には摂津の国（現在の大阪府と兵庫県にまたがる地域）で榛（ハシバミ，同属の西洋榛の実はヘーゼルナッツと呼ばれる）の実から採油して住吉神社に灯明用として納めたとされている．奈良時代に入ると，一般に流通する油の商品価値が高まり，年貢として主にごま油が納められるようになった．この頃になると油は灯火用だけではなく，揚げ菓子のようなものを作る調理用として利用されるようになった．

　平安時代になると，京都を中心に植物油を使った加工食品が現れ，油の食用としての地位が確立されてきたが，とりわけごま油は全国的に増産が奨励されるに伴って灯明用の年貢油の首座を占めるようになった．搾油が事業として普及したのもこの頃であり，山城の国（現在の京都府の南部）の大山崎離宮八幡宮でエゴ

マから「長木」と呼ばれる梃子（テコ）を応用した搾油器を用いて商業的に搾油が行われたのがその先駆けと言われている．製油業者は搾油したえごま油を灯明用に神社に献上したため，「神人（じにん）」と呼ばれる特権を与えられ，年貢や通行税を免除されることによって勢力を拡大していった．これが後に「油座」と言われる油の製造販売の独占権をもつ組織に発展した．鎌倉時代になると，公家社会から武家社会に食文化が広がるに伴って"あぶら料理"が一般にも普及すると共に，油は灯明用以外にも雨傘，日傘，油紙，提灯などの紙に塗る塗料として，あるいは毛髪を整髪・保護する塗髪用としても利用されるようになり，その重要性が増していった．

応仁の乱（1467〜77年）の後，室町末期に下克上大名として知られる斎藤道三が山城の油商人，山崎屋庄五郎として美濃に往来して守護大名の土岐氏に取り入り，天文11（1542）年に土岐氏を追放して美濃の国の領主に登りつめた逸話はよく知られているが，油売りは利権ばかりでなく，往来自由の特権の下で各地の情勢に通ずることができたと思われる．この頃になると，「搾木（しめぎ）」と呼ばれる楔（くさび）の力を利用した効率の良い搾油器が開発され，原料もゴマやエゴマだけでなく，ナタネや綿実も使われるようになった．戦国時代を経て，江戸幕府五代将軍徳川綱吉の晩年にあたる1700年代初頭には摂津平野に28軒の綿実油を扱う商人が軒を連ねるようになり，それまで隆盛を極めていた山城の国の大山崎神人（おおやまざきじにん）の油座の特権が廃り，油の販売権は摂津の油商人の手に移っていった．その頃，灘地方で水車を使った搾油がなされるようになり，搾油効率も格段に向上した．やがて，江戸幕府の統制令の下に，大阪の廻船問屋の株仲間が油糧種子や油を独占的に支配するようになり，大阪を中心に近畿地方の油販売体制が確立した．その後，幕府の権威の低下に伴って江戸の商人の台頭，さらには各藩における搾油の公認などによって，江戸，京都，大阪で認められていた油の製造販売の株仲間は崩壊していった．

しかし，江戸時代には搾油法の改良・進歩と共に，灰直し法と呼ばれるアルカリ精製法が開発され，黒褐色の下等な油であった綿実油から食用に適する品質の良い油が作られるようになった．

文明開化が叫ばれた明治時代に入ると，食生活も変化して欧風化が進んだ．現在のすき焼きのような牛鍋が広まるのに続き，カツレツ，コロッケ，オムレツな

どのような油を用いる料理が普及する一方で，灯明用として主要な地位を築いていた植物油の消費量は石油ランプの登場によって後退を余儀なくされ，さらには電灯の出現によって石油ランプもその座を失った．しかし，富国強兵・殖産振興のスローガンの下，工部省（のちに内務省）が中心となり，明治政府主導の産業育成が始まり，富岡製糸場をはじめとする官営模範工場の開設など，西洋式工業技術が導入されたが，西南戦争後の財政難のため，1880年には「官営工場払下概則」が制定され，造幣局や通信，軍事関係を除く官営工場や鉱山が民間に払い下げられていった．これによって，民間の工業は大きく発展し，1890年頃から始まった産業革命により，工業化が進展して行くこととなった．そして，植物油にも新しい需要が生まれ，機械油，焼き入れ油，潤滑油などの用途が開発された．また，食用油脂の新しい用途としてマーガリンが製造されるようになったことから，加工油脂工業が開かれ，油脂の用途の多様化が進んだ．

推定人口約3千万人の江戸時代には幕府の統制下にナタネ油と綿実油が推奨されていたが，明治時代になると雑穀類からの採油が解禁され，原料も多様化していった．そして油問屋と呼ばれる油販売業者は各地に点在する小規模搾油業者に油の生産を委託し，集荷・仕分け・灰直し精製した油を容器詰めして各地に販売していた[2]．

明治時代末期になると，油問屋などが石油ベンジンを溶剤とする大豆油の抽出法を導入した製油工場の建設に取り組んだことから，工場規模の油脂生産が行われるようになった．そして，当時の油脂製造業はセッケン製造業と並んで近代化学工業の一翼を担うまでに成長した．

大正時代になると，各地に製油工場が建設され，大正7（1918）年には大豆圧搾15工場と抽出23工場を数えるほどになり，日産500 tの大規模工場も出現した．その結果，大正末期には各地で伝統的な製法で製造されていたなたね油の生産量に匹敵するようになり，昭和時代に入ると大豆油の生産量が首位に躍り出た．大豆抽出油は出荷され出した当初は脱溶剤の不完全さによる石油臭さのため食用には不向きであったが，アルカリ精製法や脱臭法が導入され，サラダ油が発売された大正末期には今日の高品質な食用油に引き継がれる技術的な下地が整った．

第二次世界大戦前の我が国の油脂工業の水準は世界的にも極めて高い位置にあり，欧米諸国に引けをとらない研究，技術，設備，品質を誇ったが，大戦によっ

て大きな打撃を受けた．

　戦後の製油産業は食生活の改善・欧米化が加速度的に進む中で急激に復興し，増産体制を整えていった．とくに，米国産大豆を中心とする原料の海外調達への移行と需要の増大に対応する大量生産を可能とする装置産業としての効率化が進み，1950年代には製油工場の臨海工業地域への集約などによって世界に追いつく規模と環境が整った．

　しかし，それまで有機化学工業の主要な原料であった油脂は無尽蔵とも言われた石油を原材料とする石油化学工業の台頭に伴い，有機化学工業の主要な原材料の座を追われていった．

　そのような状況下にあっても食品・医薬品・香粧品の原材料としての油脂の重要性が認識される背景を受けて油脂の需要は大幅に増大し，とくに近年は特殊な機能をもつ油脂・脂質の活用が図られるようになってきた．

1.2.2　我が国の採油法の変遷
a.　長木（ながき）の開発[3]
　エゴマ，ナタネ，ゴマなどの油を搾ることを油締めと言っている．初期の搾油法は図1.2に示したように，平安時代の貞観年間（800年代半ば）に山崎離宮八幡宮の神官が発明した長木式圧搾法である．これを使って灯明用のえごま油を作ったとされている．

b.　締木（しめき）の開発[4]
　江戸時代初期に，「矢締め式」「油搾木（あぶらしめぎ）式」と呼ばれる搾油法の技術革新が起こった．この方法は前処理として，原料のナタネを干し，炒り鍋で炒り，人力で粉末にして何度か篩にかけ，蒸篭で蒸す水分共存下の加熱処理により，タンパク質を凝固させた後，蒸したナタネは締木（しめぎ）を通した2本の立木（たつぎ）の間にある臼に入れ，金輪を重ね立桟（たてざん）をはめ，その上に正当石（しょうとういし）を置き，その上から締木（しめぎ）でナタネを押す．次いで，締木と立木の間に矢というクサビを打ち込んで圧力をかけて，油を搾り出す（図1.3）．このように締木で油分を圧搾して採油するため，搾油歩留まりが向上した．

　搾油後の搾り粕は，臼で砕き炒り再度絞られる．ナタネ一石から絞れる油の割

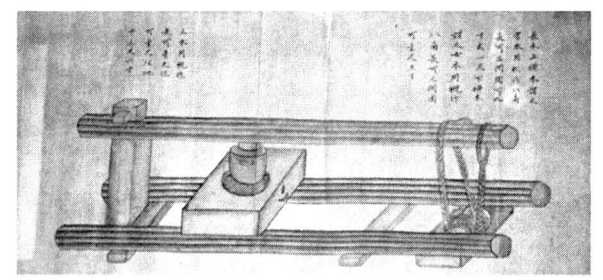

出典　山崎離宮八幡宮に伝わる長木の図
http://www.oil.or.jp/info/85/page04.html

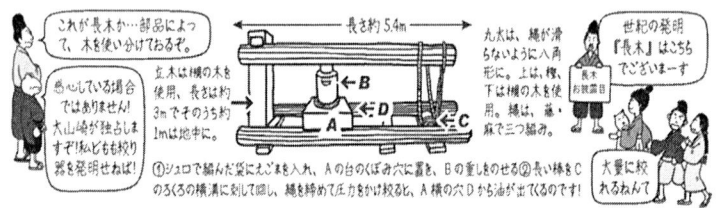

図1.2　長木による搾油法[3]

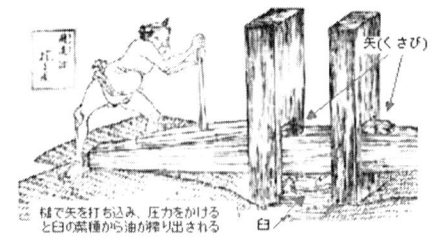

図1.3　油締木式搾油法

合［油垂口（あぶらたれぐち）］は，『製油録』（1890年大蔵永常）によると，栽培に適した地で25％，不適な地でも17～20％であり，エゴマは15～19％，ゴマは17～26％であった．いずれの場合も，土地と肥料によって，その歩留りにはかなりの優劣がついていた．大阪では粕を安く買い取って，さらに3度目を絞って商売する高い技術力をもつ者がいたと言われている．

　明暦（1655～1658年）の頃には，長木によるものから，締木（しめぎ）法にすっかり切り替わったようであり，搾られたなたね油はきれいな黄金色で大きなカメに静置し上澄みをすくう精製処理がされた．静置の間にロウ分（固形成分）が沈殿し，アブラナ科の特徴である辛子のような香りが揮発した．

c. 立木（たちき）の開発[5]

立柱，鳥居とも呼ばれ，江戸中期の明和7（1770）年頃には，摂津国武庫菟原八部三郡（鳴尾・今津・西ノ宮・深江・魚崎・御影・東明・新在家・大石・脇ノ浜・二ツ茶屋・神戸・兵庫）のいわゆる「灘」では，六甲山系の谷水を利用した水車を使って，ナタネを粉にする水車搾りが盛んになった．人力で臼を踏んで粉にして

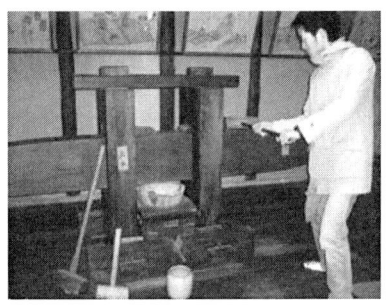

図1.4 立ち木による搾り方

いたところを，水車に「同搗（どうづき）」という押しつぶす道具を仕掛けて粉にするので，大いに手間・労働力が省けた．搾った油の品質は変わらないが，人力では5人体制でナタネを1日に2石（約300 kg ≒ 360 l）も搾れば良い方だったが，水車を使えば3石6斗（約540 kg ≒ 650 l）も搾ることができたので，採算性が格段に向上した．灘では，なたね油のみならず，水車搾りにより，おびただしい量の綿実油が生産された．「立木（たちき）」による搾油は動力が人力から水力・蒸気力・電力と変わりながら寛政年間から明治末期まで各地で続けられ，欧米諸国より各種機械式搾油機が輸入されるまで，我が国の搾油業界を独占してきた．大坂では同じ「立木」による搾油でも平野流（ナタネ約270〜300 kgを二度で搾り上げる），堺流，天満流（ナタネ約150〜180 kgを三度で搾り上げる）などの各種の流派があったが，歩留りはいずれも大同小異であった．

d. 油圧・水圧式圧搾機[6]

「油搾木（あぶらしめぎ）式」で搾油された綿実油に，石灰を混ぜ合わせ和紙で漉して透明にする「灰直し」製法が生まれ精製された白油が出回り始めてから約250年後に明治維新（1868年）を迎えた．

明治時代になると，搾油・精油のさまざまな技術が入ってきた．まず，油圧下にナタネなどの入った臼を押し上げる玉締め法（玉搾り）が出てきた．

これは油圧で下の台を緩やかに押し上げると，油が徐々に搾り出されてくる方式で，この方法によると原料にかかる圧力が非常に低いため（玉締め絞りでの最高圧力は150〜170 kg/cm^2）摩擦熱が小さく，搾るたびに原料を入れ替えるバッチ式のため，熱が機械にこもることもなく，ビタミンEなどの損失が少ない．ま

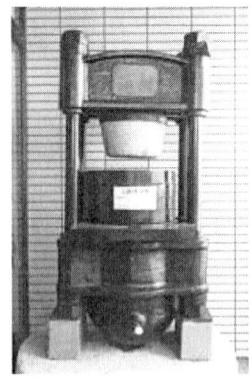

図1.5 「岩井の胡麻油」社の玉締め機

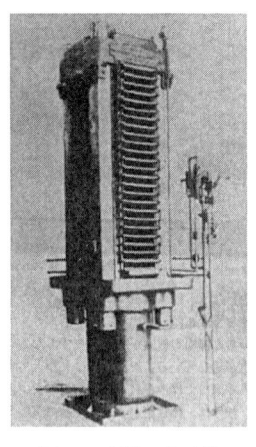

図1.6 板締め水圧機

た，江戸時代からの「油搾木式」と同程度の油分（20〜30%位）しか搾り出せなかったものの，労働力を大幅に削減できた．

現在も使っている製油所では，二人程度で作業をこなすことができ，灘の水車搾りでなたね油は5人で1日に3石6斗（約540 kg ≒ 650 l），1人あたり約110 kgであったのが，玉締め法（玉搾り）では約800 kgで1人あたり約400 kgになった．

江戸時代の油需要の大半は灯明・行灯の燃料であったが，明治時代になり石油ランプが入ってくると，明るさが灯明の0.25燭光，行灯の0.2燭光をはるかに上回る3.2燭光であったことや，当時の石油ランプ用の灯油価格がなたね油に比べて半値であったことから石油ランプは急速に普及し，なたね油の需要が激減した．なたね油の搾油はまずコストを下げることが課題になり，玉締め法はそれに合致していた．

明治20（1877）年頃に丸板や長板に水圧をかけて押付けて搾る板締め水圧機［プレートプレス：搾油機1台に鉄製棚板が15段あり，人毛で編んだ手袋という布に原料粉末を包み，板締機であらかじめ整形したものを各段に装填加圧するもの］が輸入され利用され出した．これは1台で1日約8,000 kg程度搾ることが可能であった．玉締め法と板締め水圧機（プレートプレス）は原料のナタネなどを布状の濾過材・搾布で包むが，圧搾の圧力が高いと布が破れて，油に原料が混じってしまうため，圧搾の最高圧力が玉締め絞りで150〜170 kg/cm^2，プレートプレスは110 kg/cm^{2}程度であった．板締め水圧機では，水平方向（圧縮方向に直角方向）は開放されているが，玉締め法では，タガがはまっている．

その後，明治37（1904）年の日露戦争後に，現在圧搾の主流になっているオイル・エキスペラー法，ペラー式圧搾法，螺旋式搾油機が入ってきた．

e. 溶剤抽出法の導入

　明治 45（1910）年に石油ベンジンを使った大豆油の製造が始まる．しかし，我が国では有機溶剤を用いた抽出工場が稼働したのは大正 4（1915）年頃からであり，昭和 30（1955）年頃から続々と連続抽出方式が導入され，生産効率が飛躍的に向上した（第 4 章参照）．　　　　　　　　　　　　　　　〔戸谷洋一郎〕

文　　献

1) 松尾　登・長谷川恭子編（1984）．油脂―栄養・文化そして健康―，女子栄養大学出版部．
2) 神村義則監修（2004）．新訂版 食用油脂入門，日本食糧新聞社．
3) 農民生活変遷中心の滝沢村誌第四編．www.vill.takizawa.iwate.jp
4) 遠離小野のしめ木．www.abura.gr.jp
5) 菜の花便り第 4 号『関東流・大坂流油搾りくらべ』．蕓苔子，www.yoil.co.jp
6) 搾油の工程，やり方（3）玉絞め法，板絞水圧機（プレートプレス）．http://pub.ne.jp/tb.php/4941571

2 油脂の種類と特徴

◆ 2.1 油脂の化学構造と物性 ◆

　油脂は三価アルコールであるグリセロールに一価カルボン酸である脂肪酸がエステル結合したアシルグリセロールである．天然の動植物油脂のほとんどはグリセロールの3つの水酸基に3分子の脂肪酸が結合したトリアシルグリセロール構造をとっており，グリセロールの水酸基が遊離の形で残っているジアシルグリセロール，モノアシルグリセロールは微量成分として混在する．なお，例外として，ホホバ油のような一価アルコールと一価脂肪酸のエステルであるワックスが主成分のものもある．

　油脂中には，アシルグリセロール以外に，さまざまな微量成分が混在している．主なものはリン脂質，トコール類，ステロール類，ワックス類，色素成分，およびそれらの分解物であり，また油の種類に特有の成分（ごま油のリグナン類，米

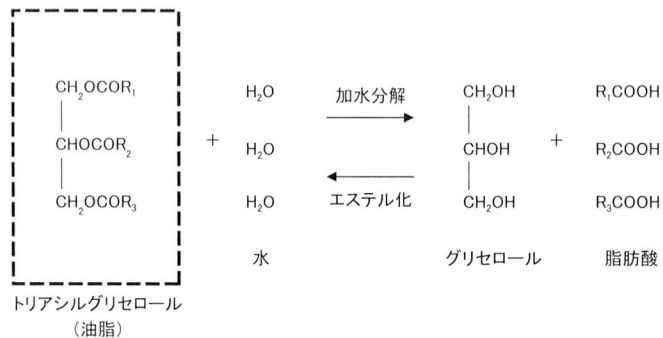

図2.1　トリアシルグリセロールの加水分解とエステル化による合成

油のγ-オリザノールなど)である.

　油脂を構成する脂肪酸は2.2節に示すように,広く利用されている動植物油脂においては十数種類である.これらがランダムにグリセロールの水酸基に結合すれば莫大な種類のトリアシルグリセロールが存在することになる.最も出現頻度の高いパルミチン酸,ステアリン酸,オレイン酸,リノール酸,α-リノレン酸の5種類に限っても,理論上は5^3(125)種類のトリアシルグリセロールがある.油脂はこれら多種類のトリアシルグリセロールの混合物であり,少量のジアシルグリセロールも混在するとなると,その物理的性状はこれらの組成に影響されることになる.今では油脂の脂肪酸組成はガスクロマトグラフィーで容易に測定できるし,アシルグリセロール組成も知ることができる.1960年代までの,機器分析技術が未発達の時代においては,油脂を構成する脂肪酸の種類,組成によって固有の数値をとるケン化価やヨウ素価のような特性値を用いて脂肪酸組成のプロファイルを推定し,油脂の種類を推定することが行われてきた.これらの特性値は今でもJAS(日本農林規格)やコーデックス(Codex;国際食品規格)の規格項目となっている.

　これらとともに油脂の実用的な物性値として重要なのが,粘性,固化・融解,硬さに関するものである.油脂は多数の分子種の複雑な混合物であることから,天然有様化合物とは異なる挙動を示す.

　以下に油脂にとって重要な物性値を概説する.

2.1.1　比重,密度

　単位体積あたりの質量を表す密度(density)と,この密度と水の密度との比で表される比重(specific gravityまたはrelative density)は,多くの物質にとって重要な基礎的物性値である.動植物油脂のコーデックス規格や植物油脂のJAS規格の項目の1つとして比重が採用されている[1]〜[4](表2.1).

　液体の密度,比重の測定は比重瓶,浮ひょう,振動式密度計,磁気浮上式密度計および液中ひょう量法が用いられる[5)6)].すべての物質は温度の変化で体積の膨張・収縮が起こるので,密度や比重が変化する.そのため,密度の数値の記載においては必ず測定温度を記載する必要があり,また比重の場合には対象物質の密度の測定温度と共に,比較として採用した水の密度の測定温度を記載する.一

2. 油脂の種類と特徴

表 2.1 各種油脂の比重と屈折率の JAS 規格[4]，コーデックス規格[1～3]

	比重		屈折率	
	JAS 規格 (25℃/25℃)[*14]	コーデックス規格 (20℃/20℃)[*14]	JAS 規格 (25℃)	コーデックス規格 (40℃)
サフラワー油（HL）[*1]	0.919-0.924	0.922-0.927	1.473-1.476	1.467-1.470
サフラワー油（HO）[*1]	0.910-0.916	0.913-0.919	1.466-1.470	1.466-1.470[*9]
サフラワー油（mix）[*1]	0.910-0.924	—	1.466-1.476	—
ぶどう油	0.918-0.923	0.920-0.926	1.472-1.476	1.467-1.477
大豆油	0.916-0.922	0.919-0.925	1.472-1.475	1.466-1.470
ひまわり油（HL）[*1]	0.915-0.921	0.918-0.923	1.471-1.474	1.461-1.468
ひまわり油（HO）[*1]	0.909-0.915	0.909-0.915[*4]	1.465-1.469	1.467-1.471[*9]
ひまわり油（mix）[*1]	0.909-0.921	—	1.465-1.474	—
とうもろこし油	0.915-0.921	0.917-0.925	1.471-1.474	1.465-1.468
綿実油	0.916-0.922	0.918-0.926	1.469-1.472[*13]	1.458-1.466
ごま油	0.914-0.922	0.915-0.924	1.470-1.474	1.465-1.469
なたね油[*1]	0.907-0.919	0.914-0.920	1.469-1.474	1.465-1.467
こめ油	0.915-0.921	0.910-0.929	1.469-1.472	1.460-1.473
落花生油	0.910-0.916	0.912-0.920	1.468-1.471	1.460-1.465
オリーブ油	0.907-0.913	0.910-0.916	1.466-1.469	1.4677-1.4705[*8]
パーム油	0.897-0.905[*2]	0.891-0.899[*6]	1.457-1.460[*10]	1.454-1.466[*11]
パームオレイン	0.900-0.907[*2]	0.899-0.920[*5]	1.458-1.461[*10]	1.458-1.460
パームステアリン	0.881-0.890[*3]	0.881-0.891[*7]	1.447-1.452[*12]	1.447-1.452[*12]
パーム核油	0.900-0.913[*2]	0.899-0.914[*5]	1.449-1.452[*10]	1.448-1.452
やし油	0.909-0.917[*2]	0.908-0.921[*5]	1.448-1.450[*10]	1.448-1.450
豚脂（ラード）	—	0.896-0.904[*5]	—	1.448-1.460
同（レンダードポークファット）	—	0.894-0.906[*5]	—	1.448-1.461
牛脂（オレオストック）	—	0.893-0.904[*5]	—	1.448-1.460
同（食用タロー）	—	0.894-0.904[*5]	—	1.448-1.460

* 1 サフラワー油，ひまわり油の HL は高リノール酸タイプ，HO は高オレイン酸タイプ，mix は両者の混合油．なたね油のコーデックス規格は低エルシン酸タイプ（キャノーラタイプ）
* 2 40℃/25℃　　* 3 60℃/25℃　　* 4 25℃/20℃　　* 5 40℃/20℃　　* 6 50℃/20℃
* 7 60℃/20℃　　* 8 20℃　　* 9 25℃　　* 10 40℃　　* 11 50℃　　* 12 60℃
*13 綿実サラダ油の JAS 規格　1.470-1.473　（25℃）
*14 測定時の油脂の温度/測定時の水の温度

般的に構成脂肪酸の鎖長がほぼ同じであれば，不飽和度の大きい油脂の方が密度が大きい．

　図 2.2 に温度と密度との関係を示した[7]．これによると油脂の熱膨張率（単位

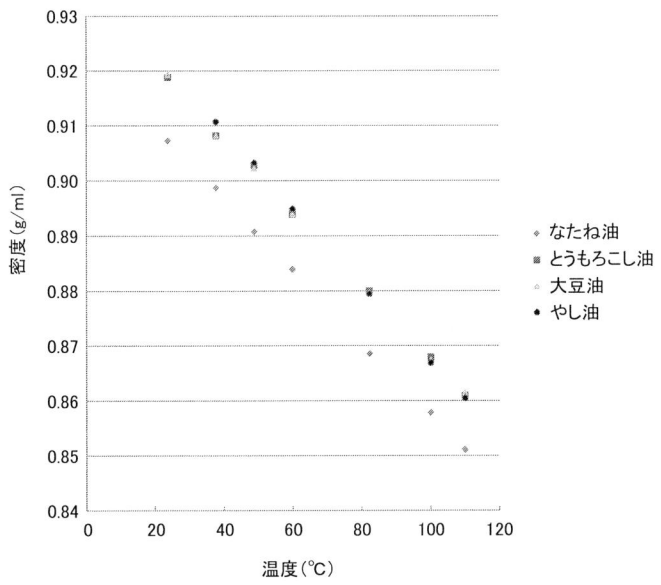

図 2.2　4 種類の植物油脂の温度と密度の関係[7]

温度当たりの密度の変化）はなたね油，とうもろこし油，大豆油などで 0.00084～5 K^{-1} と計算され，水の熱膨張率の 0.00021 K^{-1} と比較すると約 4 倍である．つまり油脂は温度による体積変化が水の 4 倍と大きく，5℃と 35℃とで比較すると，1 kg の水の体積変化が約 6 ml であるのに対し，油脂では約 25 ml である．外気温度によって大きく体積の変わる性状を有することから，計量法における油脂の量の記載が重量単位で行うことと定められているのは，理にかなったものといえる．ガソリンや酒類はそれぞれ揮発油税，酒税の税率が容積単位であるので容積表示であるし，清涼飲料，醬油・酢などの水系調味料の表示も容積単位であるのと異なる．一般的な油脂の密度，比重は温度が 1℃上昇することで 0.00067 小さくなると近似することができる．

2.1.2　屈折率

屈折率は比重とともに，JAS 規格[4] やコーデックス規格[1〜3] に定められている物性値である（表 2.1）．

屈折率は 2 種類の物質が接している界面を光が通過する際に，その界面で起

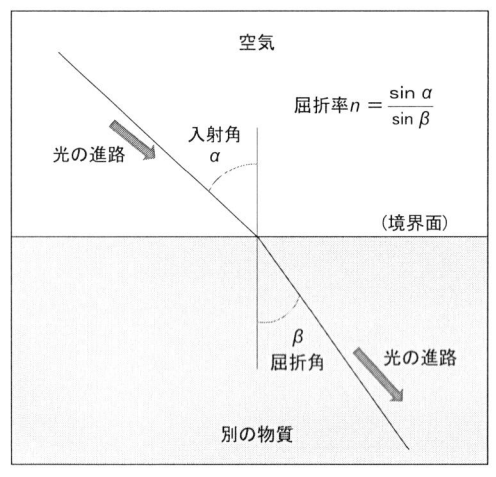

図 2.3 光の屈折と屈折率

こる光の屈折現象に関わる物理量である．これは物質によって光の進む速度が異なることによる．真空からある物質に入射する場合を絶対屈折率，空気から入射する場合を相対屈折率と呼ぶが，一般には後者を単に屈折率と呼ぶことが多い．屈折率は光の波長によって異なるので，一般には波長 589.3 nm の光（ナトリウムの D 線）が用いられる．

油脂の屈折率は構成する脂肪酸の種類，割合に影響を受ける．不飽和脂肪酸が多い程，脂肪酸の鎖長が長い程，屈折率の値は大きくなる．鎖長，不飽和度が同一であっても，桐油のように共役脂肪酸が存在すると屈折率は大きくなる．また，ヒドロキシ脂肪酸を有するひまし油は，特異的に大きな値である．屈折率は温度の影響を受けるので，測定値には測定温度の記載が必須である．

屈折率の測定法としては最小偏角法，臨界角法，V ブロック法があるが，油脂に一般に用いられる方法は臨界角法である[8]．目視で目盛を読み取るアッベ屈折率計などが長く用いられてきたが[9]，今日では同様の原理で測定を自動化した機種がある．

2.1.3 粘度

一般に油脂は液体であっても，さらさらした水と比べて粘性（粘り）をもつ．粘性とは流動体に力を加えた際の動く速度と抵抗力の関係に関連する物性である．容器に入れた流動体をかきまぜる操作を考えると，かきまぜる速度に応じて抵抗力が変わり，その関係は流動体の種類によって異なることが想像できよう．正確な科学的解説は専門書を参照されたいが，粘度とは，抵抗力＝η×速度の関係式の係数 η と観念的には理解して良く，粘性係数とも呼ばれる．これは絶対粘度と呼ばれ，単位はポアズ（P）またはパスカル秒（Pa·s）である．油脂の分

2.1 油脂の化学構造と物性

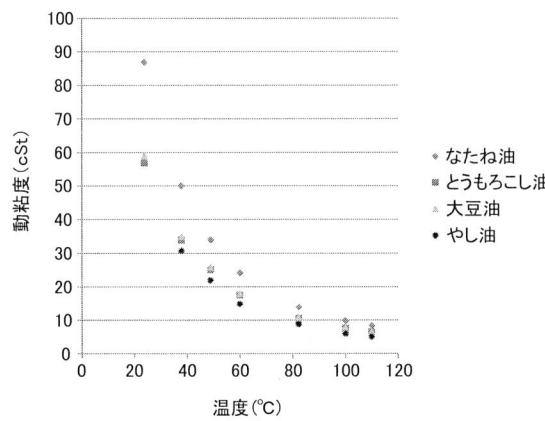

図 2.4 油脂の温度と動粘度の関係[12]

表 2.2 油脂の動粘度[13]

油脂	動粘度（cSt）		試料の性状	
	37.8℃（75°F）	98.9℃（210°F）	酸価	けん化価
オリーブ油	46.68	9.09	—	191
やし油1	29.79	6.06	0.01	243
やし油2	28.56	5.83	0.19	234
パーム核油	30.92	6.5	9	205
なたね油1	50.91	10.36	0.5	179
なたね油2	50.64	10.32	0.34	179
ひまし油1	273.40	20.08	0.81	188
ひまし油2	301.50	20.43	—	193
綿実油	38.88	8.39	14.24	198
大豆油	28.49	7.60	3.5	208
あまに油	29.60	7.33	3.42	193
ひまわり油	33.31	7.68	2.76	193
牛脚油	43.15	8.5	13.35	194
豚脂1	44.41	8.81	3.39	201
豚脂2	31.66	7.24	—	206
いわし油1	27.86	7.06	0.57	199
いわし油2	28.22	7.14	0.47	191
水（参考）	0.66（40℃）	0.30（100℃）	—	—

野では動粘度という指標が用いられる．これは絶対粘度をその温度での密度で除した値で，単位はセンチストークス（cSt＝mm^2/s）である．動粘度は液体が毛細管内を自重で流下する時間に比例する．つまり一定量の流体が通過する時間が短ければ，粘度は小さいという比例関係である．動粘度を測定するためのいくつかのタイプのガラス製動粘度計が市販されている[10) 11)]．

粘度も温度によって変化する物理量である[12)]．代表的な油脂の粘度を表2.2に示した[13)]．一般に脂肪酸の鎖長が短いほど，不飽和度が高いほど，粘度の低下が認められるが大きな違いではない．一方で水酸基を有する脂肪酸が主体のひまし油は例外的に粘度の高い油脂である．

2.1.4　融点，軟化点

融点とは，固体が融解して液体となる温度である．単一物質であれば，温度の上昇によって，ある温度で一気に完全な固体から完全な液体への相変化が起こり，融点は明確に測定できる．しかし，油脂は多種類の分子種の複雑な混合物であり，また複数の結晶型を取ることもあるため，融解現象は複雑である．温度の上昇とともに，徐々に低融点部分から順に融解が起こり，液体部分に近傍の結晶が溶解するなどして，次第に液体部分が増加していき，最終的には完全な液体となるが，その溶け終わりが不明瞭なことがある．多くの油脂はこのような性状を示すため，融点として以下の2つの考え方がある．

a.　透明融点[14)]

両端が開いたガラス毛細管に融解した油脂試料を充填し，氷上などで冷却固化させた後，ガラス温度計に装着し水中に没する．この水を所定の条件で加温し，毛細管中の油脂が融解し完全に透明となった時の温度を透明融点という．

b.　上昇融点[15)]

透明融点と同様の方法で測定されるが，水温の上昇と共に試料油脂が軟化し，毛細管内を上昇し始めた時の温度を上昇融点という．

前述の通り，油脂は温度上昇と共に徐々に軟化する性質をもつ．油脂の実用的な面では，油脂が適度に軟化状態にある温度を知ることは意味がある．アスファルトの硬さを測定する方法を参考にしたものが軟化点である[16)]．規定の形状のリ

ング状小容器内に試料油脂を固化させ，金属製の球体を試料上にのせたまま水中に没する．この水を所定の条件で加温すると試料が次第に軟化し，やがて金属球を保持できなくなり，試料中を通過して落下する．この時の温度を軟化点という．

2.1.5 曇り点

常温で液状である油脂でも，低温下ではその透明性を失う．どの程度の耐寒性を有するかの指標であり，規定の方法で試料を冷却し，曇りが生じる温度を曇り点と呼ぶ[17]．高融点のトリアシルグリセロールの存在の他，水分やワックスなどの夾雑物の影響を受けやすいので注意を要する．通常，精製された液状の植物油であればおおよそ−5〜−13℃の範囲である．

2.1.6 冷却試験

食用植物油脂のJAS規格では，なたね油を例に取ると「なたね油」，「精製なたね油」「なたねサラダ油」という3種類の規格が設けられている．これらのうち，前2者とサラダ油とで最も大きな違いは冷却試験の項目の有無である．サラダ油はその品質特性として耐寒性を有することが特徴で，低温下においても高融点のトリアシルグリセロールや油脂中に混在する高融点ワックスの析出などによる濁りや沈殿，固化を起こしにくい品質が求められている．この規格は冷却試験[18]において「0℃で5.5時間以上，外観上で曇りを生じない」と定められている[4]．

2.1.7 固体脂指数 (SFI)

融点の項で述べた通り，油脂が種々のトリアシルグリセロール分子種の混合物であることから，温度条件によって完全な固体か，液体かという性状ではなく，固形の油脂であっても部分的に液体状態の分子種が混在し，外見上は固体という状態である場合が多い．油脂を固型のまま利用する場合に重要となる硬さや稠度は，固体部分と液体部分の割合に多くは依存する．そこでどの温度帯でどの程度の固体/液体比であるかを知ることが必要で，そのためのひとつの指標が固体脂指数 (solid fat index；SFI) である．SFIの測定原理は固体脂と液体油の体積膨張率と，融解による体積変化との間に大きな差異があることから，ガラス製の目盛付ジラトメーター (dilatometer，膨張計) 内に充填した試料の重量と，所定

温度範囲での体積膨張の度合いを測定することで，測定温度における固体，液体の割合が計算される[19]．SFI の数値は必ずしも正確な固体/液体の割合を示すものではないが，マーガリン，ショートニングやチョコレート用の油脂など，製品品質が油脂の硬さに大きく依存するものについて，実用上は問題なく使用されてきた指標である．ジラトメーターの目盛補正，保守や測定温度ごとの水浴の準備，長い測定時間などから，すでに次項の SFC によって代替されている状況である．

2.1.8 固体脂含量（SFC）

前項の SFI に代わって，今日広く使われている指標が固体脂含量（solid fat content；SFC）である[20]．測定は専用の固体脂含量測定用 NMR 測定装置を使用し，所定の方法で行う．その測定原理は，固体脂と液体油とでパルス NMR に対する応答シグナルに時間的な差異があることを利用したもので，SFI と異なり，直接的に固体/液体比を測定できる．

固体脂はその物性・機能を利用して製菓・製パンに幅広く利用されている．パンの生地に練りこむことによってグルテン層の伸びを強め，発酵により発生するガスの保持能力が高まる．その結果，パンのボリュームが増し，ソフト感が強まる．パイやデニッシュペストリーでは多量の油脂で生地の層を形成し，特有の食感とリッチな風味を付与する．洋菓子においても卵，砂糖などの素材と油脂とを適度に混ぜ合わせ，焼成により発生する気泡をうまく包みこませる必要がある．これらの作業を適切に行うためには使用する油脂に硬さが必要で，そのためには固体脂が必要である．硬すぎると生地への親和性，作業性が劣り，柔らかすぎれば滑りが生じ，また層ができず，生地に溶け込んでしまう．作業時の室温や生地の温度との関係で適切な硬さであることが，作業のしやすさ，最終製品の品質に大きな影響を及ぼす．そこでこれらの油脂製品の生産にあたっては，油脂の硬さが重要な品質条件であり，そのために油脂の適切な SFC（SFI）プロファイルを設計しておくことが重要である．つまり作業温度帯において SFC（SFI）が適切な範囲にあり，温度変化による変化が少ないことが好ましい．

チョコレートは低温で硬く，口内では急激に融解する特徴をもつ食品である．この性状はチョコレートを構成する油脂成分の物性に依存している．つまり，チョコレート中の油脂（カカオ脂やその他の植物油脂）は低温では固体部分がほと

んど（SFC, SFI が 70 程度以上）で，25～30℃付近で急激に融解，35℃程度では SFC(SFI)がゼロとなるような SFC(SFI)プロファイルである．カカオ脂と併用，あるいは単独で使用するような植物油脂はこのように設計される．

2.1.9 発煙点，引火点，燃焼点[21]

試料を加熱して温度を上げて行った際に，試料から煙が出始める温度を発煙点と言い，試料の表面に炎を近づけた場合に引火する最低温度を引火点，そのまま燃焼を続けるようになった時の温度を燃焼点という．

発煙点は試料中の分解物など分子量が小さい成分や，夾雑する低沸点成分の揮発が連続的に続く状態が肉眼で観察できる最低温度である．発煙点は油脂の精製度合に依存して，精製度が上がるほど大きな数値となる．トリアシルグリセロール以外の成分である遊離脂肪酸やモノ及びジアシルグリロール，不けん化物，リ

表 2.3 植物油脂の引火点[22] (℃)

	平均値	範囲
大豆原油	291	290～291
精製大豆油	321	314～327
大豆サラダ油	322	319～328
なたね油	317	310～324
精製なたね油	320	313～326
なたねサラダ油	321	321～326
精製こめ油	320	302～325
こめサラダ油	321	320～321
精製とうもろこし油	324	302～329
とうもろこしサラダ油	323	308～329
精製綿実油	315	304～326
綿実サラダ油	326	326～327
サフラワーサラダ油	321	318～323
ひまわりサラダ油	320	320～321
ごま油	288	262～314
調合ごま油（ごま油 30%)	317	316～318
調合ごま油（ごま油 60%)	315	314～316

> ♠ コラム2　TAG分子種とは ♥
>
> トリアシルグリセロール（TAG）はグリセロールに3分子の脂肪酸がエステル結合しています．一般的な植物油の場合，脂肪酸としてはパルミチン酸（C16：0, P），ステアリン酸（C18：0, S），オレイン酸（C18：1, O），リノール酸（C18：2, L）およびα-リノレン酸（C18：3, α-Ln）の5種を主に含んでいます．したがって，グリセロールにどの脂肪酸がどのように結合しているかの組み合わせによって，いろいろなTAG分子種が生じます．1種類の脂肪酸のみが結合しているTAG（たとえばOOO, LLL）を単酸型と言いますが，天然油脂は多くの場合2種以上の脂肪酸が結合した混酸型（たとえばPOO, POLなど）です．代表的な5種類の脂肪酸の組み合わせを考えてみると理論的には $5^3 = 125$ 種類となります．また，TAGの結合位置を区別しない場合でも $(5^3 + 3 \times 5^2 + 2 \times 5)/6 = 35$ 通りとなります．このように油脂は脂肪酸の種類とその結合数の異なる多くのTAG分子種の混合系であり，これらの組成がその油脂を特徴づけるいろいろな性質をもたらしています．
>
> 〔原　節子〕

ン脂質などの夾雑は発煙点を低下させる．また，食用油脂の場合，フライ調理などを続けると油脂の酸化，加水分解などの化学変化が起こり，発煙点は低下するので，フライ油の劣化の管理に利用される．

発煙点を超えてさらに高温になると試料の熱分解が進み，試料から生成する揮発成分も増加し，試料表面の近傍に炎があるとこれに引火する．一たん引火しても連続して燃焼するほどの揮発状態でない最低の温度を引火点と呼んでいる．さらに温度が上昇すれば，連続して燃焼を続けられるほどに揮発成分が増加する．この時の温度が燃焼点である．炎の無い状態で物質が自ら燃焼し出す温度は発火点と呼ばれる．引火点，燃焼点も同様に油脂の精製度の指標であると同時に消防上の重要な指標である．一般的な精製油であれば引火点は300〜330℃，発火点は370℃以上である[22]．

2.2　油脂の構成脂肪酸

多くの動植物油脂の主体であるトリアシルグリセロールを構成する脂肪酸には多くの種類があり，油脂の種類によって構成する脂肪酸の種類と組成が異なり，

2.2 油脂の構成脂肪酸

表 2.4 代表的な脂肪酸の構造と呼称[23]

略記[*1]	構造式	IUPAC 系統名[*2]	慣用名
\multicolumn{4}{c}{飽和脂肪酸}			
C 4:0	$H_3C-(CH_2)_2-COOH$	butanoic acid ブタン酸	butyric acid 酪酸
C 6:0	$H_3C-(CH_2)_4-COOH$	hexanoic acid ヘキサン酸	caproic acid カプロン酸
C 8:0	$H_3C-(CH_2)_6-COOH$	octanoic acid オクタン酸	caprylic acid カプリル酸
C 10:0	$H_3C-(CH_2)_8-COOH$	decanoic acid デカン酸	capric acid カプリン酸
C 12:0	$H_3C-(CH_2)_{10}-COOH$	doecanoic acid ドデカン酸	lauric acid ラウリン酸
C 14:0	$H_3C-(CH_2)_{12}-COOH$	tetradecanoic acid テトラデカン酸	myristic acid ミリスチン酸
C 16:0	$H_3C-(CH_2)_{14}-COOH$	hexadecanoic acid ヘキサデカン酸	palmitic acid パルミチン酸
C 18:0	$H_3C-(CH_2)_{16}-COOH$	octadecanoic acid オクタデカン酸	stearic acid ステアリン酸
C 20:0	$H_3C-(CH_2)_{18}-COOH$	icosanoic acid イコサン酸	arachidic acid アラキジン酸
C 22:0	$H_3C-(CH_2)_{20}-COOH$	docosanoic acid ドコサン酸	behenic acid ベヘン酸
C 24:0	$H_3C-(CH_2)_{22}-COOH$	tetracosanoic acid テトラコサン酸	lignoceric acid リグノセリン酸
\multicolumn{4}{c}{一価不飽和脂肪酸}			
C 16:1	$H_3C-(CH_2)_5-CH=CH-(CH_2)_7-COOH$	9-hexadecenoic acid 9-ヘキサデセン酸	palmitoleic acid パルミトレイン酸
C 18:1	$H_3C-(CH_2)_7-CH=CH-(CH_2)_7-COOH$	9-octadecenoic acid 9-オクタデセン酸	oleic acid オレイン酸
C 20:1	$H_3C-(CH_2)_7-CH=CH-(CH_2)_9-COOH$	11-icosenoic acid 11-イコセン酸	eicosenoic acid エイコセン酸
C 22:1	$H_3C-(CH_2)_7-CH=CH-(CH_2)_{11}-COOH$	13-docosenoic acid 13-ドコセン酸	erusic acid エルカ酸, エルシン酸
\multicolumn{4}{c}{多価不飽和脂肪酸}			
C 18:2	$H_3C-(CH_2)_3-(CH_2CH=CH)_2-(CH_2)_7-COOH$	9, 12-octadecadienoic acid 9, 12-オクタデカジエン酸	linoleic acid リノール酸
C 18:3	$H_3C-(CH_2CH=CH)_3-(CH_2)_7-COOH$	9, 12, 15-octadecatrienoic acid 9, 12, 15-オクタデカトリエン酸	α-linolenic acid α-リノレン酸
C 18:3	$H_3C-(CH_2)_3-(CH_2CH=CH)_3-(CH_2)_4-COOH$	6, 9, 12-octadecatrienoic acid 6, 9, 12-オクタデカトリエン酸	γ-linolenic acid γ-リノレン酸
C 20:2	$H_3C-(CH_2)_6-(CH_2CH=CH)_2-(CH_2)_6-COOH$	8, 11-icosadienoic acid 8, 11-イコサジエン酸	eicosadienoic acid エイコサジエン酸
C 20:4	$H_3C-(CH_2)_3-(CH_2CH=CH)_4-(CH_2)_3-COOH$	5, 8, 11, 14-icosatetraenoic acid 5, 8, 11, 14-イコサテトラエン酸	arachidonic acid アラキドン酸
C 20:5	$H_3C-(CH_2CH=CH)_5-(CH_2)_3-COOH$	5, 8, 11, 14, 17-icosapentaenoic acid 5, 8, 11, 14, 17-イコサペンタエン酸	eicosapentaenoic acid エイコサペンタエン酸, EPA
C 22:6	$H_3C-(CH_2CH=CH)_6-(CH_2)_2-COOH$	4, 7, 10, 13, 16, 19-docosahexaenoic acid 4, 7, 10, 13, 16, 19-ドコサヘキサエン酸	docosahexaenoic acid ドコサヘキサエン酸, DHA

[*1] コロン（：）の左側の数字は脂肪酸の炭素数，右側の数字は二重結合の数を表している。
[*2] 二重結合の幾何異性を明示する場合 *cis* あるいは *trans* の表記を行う。ここであげた不飽和脂肪酸はすべて *cis* 型のものである。

そのために化学的，物理的な性状に差異が生じる．

脂肪酸は一定の長さの炭化水素鎖の末端にカルボキシ基が存在するカルボン酸である．天然の動植物油脂に存在するほとんどの脂肪酸の炭素数は偶数である．つまり多くの脂肪酸は奇数の炭化水素鎖の末端に1つのカルボキシ基が結合している．炭化水素鎖はすべての炭素間の結合が単結合（－CH$_2$－CH$_2$－）であるものと，一箇所ないし複数箇所の炭素間結合が二重結合（－CH＝CH－）であるものがある．動植物油脂を構成する一般的な脂肪酸は炭素数が8から24の偶数の直鎖状のモノカルボン酸（1価カルボン酸）で，炭素鎖中に二重結合がないもの（飽和脂肪酸），あるいは一定の場所に1から6個存在する構造のもの（不飽和脂肪酸）である．これら以外にも，炭素鎖に水酸基やエポキシ基，三重結合が存在するもの，両端にカルボキシ基が結合した二塩基酸，炭素数が奇数であったり分枝構造，環状構造をとっているものなど，多様な脂肪酸が存在するが，これらはいずれも限られた例外的な分布である．

主要な脂肪酸については，その構造的な特徴から以下のように分類することが一般的である．

飽和脂肪酸：

　脂肪酸の炭素数により，以下に区分けされることが多い．
　短鎖（あるいは短鎖飽和）脂肪酸：炭素数が6未満のもの
　中鎖（あるるは中鎖飽和）脂肪酸：炭素数が6～12のもの
　長鎖（あるいは長鎖飽和）脂肪酸：炭素数が12以上のもの

不飽和脂肪酸：

　長鎖脂肪酸に限られると言ってよい．二重結合の数により以下に区分けされる．
　一価不飽和脂肪酸：二重結合が1個のもの．
　多価不飽和脂肪酸：二重結合が2個以上のもの．

脂肪酸の呼称はIUPACの脂質に関わる命名法による系統名あるいは慣用名が使われる[23]．代表的な脂肪酸の構造と名称を表2.4に示した．また，主要な脂肪酸の構造を模式図で表したものが図2.5である．いずれも炭素数が18で二重結合の数が0から3までのものである．図2.5のジグザグした鎖の折点と左端は炭素原子であり，単線は炭素－炭素の単結合，二重線は炭素－炭素の二重結合を表している．炭素間の単結合は結合角109.8°で，結合の位置で自由に回転がで

2.2 油脂の構成脂肪酸　25

ステアリン酸　～～～～～COOH

オレイン酸　～～＝～～COOH

リノール酸　～＝＝～～COOH

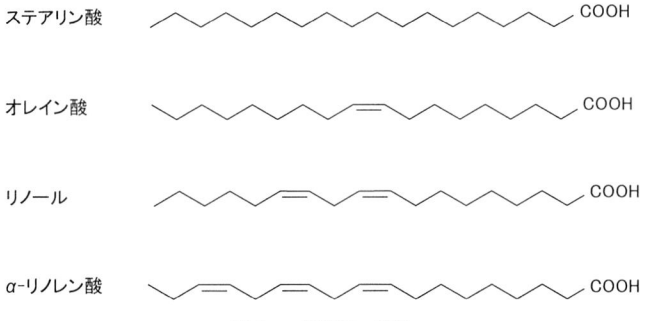

α-リノレン酸　～＝＝＝～COOH

図 2.5　脂肪酸の構造
折れ曲がった線は炭化水素鎖を表し，一本線は炭素－炭素単結合を，二重線は炭素－炭素の二重結合を表している．

きるが，二重結合の位置では結合角 120°で回転はできない．そのため，二重結合を有する不飽和脂肪酸では，その二重結合の位置で炭素鎖が折れ曲がった構造をとる（図 2.6）．

2.2.1　飽和脂肪酸（SFA）

一般の動植物油脂に広く分布する飽和脂肪酸（saturated fatty acid；SFA）はパルミチン酸（C16：0）とステアリン酸（C18：0）である．C10 以上の飽和脂肪酸は常温では固体であり，構成脂肪酸として長鎖飽和脂肪酸を多くもつ油脂も一般には常温で固体である．ラードや牛脂のような陸生動物由来の油脂は，これら長鎖飽和脂肪酸を豊富に含むため固体である．長鎖飽和脂肪酸は植物油脂にも広く分布するが，多くの植物油脂では構成脂肪酸の 10～20% 程度を占めるにすぎず，残りの 80～90% を占める不飽和脂肪酸の影響により常温では液体である．植物油脂の中にもパーム油，やし油，カカオ脂のように構成脂肪酸中に飽和脂肪酸の多いものもあり，これらの油脂は常温で固体である．

やし油やパーム核油，乳脂には C6～10 の中鎖飽和脂肪酸が存在する．短鎖飽

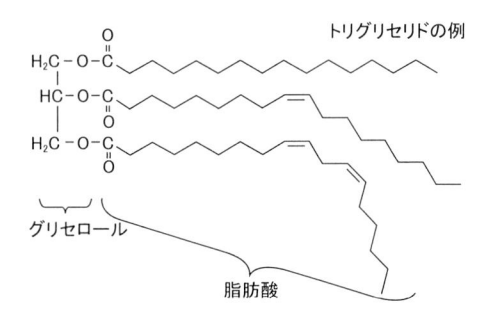

図 2.6　トリアシルグリセロールと脂肪酸の構造（農林水産省ホームページから引用）
ここでは，ステアリン酸，オレイン酸，リノール酸が結合したトリアシルグリセロールを例示した．炭化水素鎖の二重結合部分では自由な回転ができず，炭化水素鎖が折れ曲がった構造で固定化されている．

和脂肪酸は C4 の酪酸があり，乳，乳製品に分布する．炭素数2である酢酸は，一般的には脂肪酸には分類されない．

2.2.2 一価不飽和脂肪酸（mono unsaturated fatty acid；MUFA）

モノ不飽和脂肪酸またはモノエン酸とも呼ばれ，脂肪酸の炭化水素鎖に二重結合がひとつ存在する一群であり，最も普遍的に分布する．動植物油脂で含有量の多い代表的な一価不飽和脂肪酸がオレイン酸（cis-9-オクタデセン酸）である．ナッツ類などにはパルミトレイン酸（cis-9-ヘキサデセン酸）が存在する．在来種のなたね油にはエルカ酸（cis-13-ドコセン酸），エイコセン酸（cis-11-イコセン酸）が高割合で含まれていたが，1970年代にカナダで品種改良が行われ，これらの含有量を低減し，現在のオレイン酸系の油脂になっている．

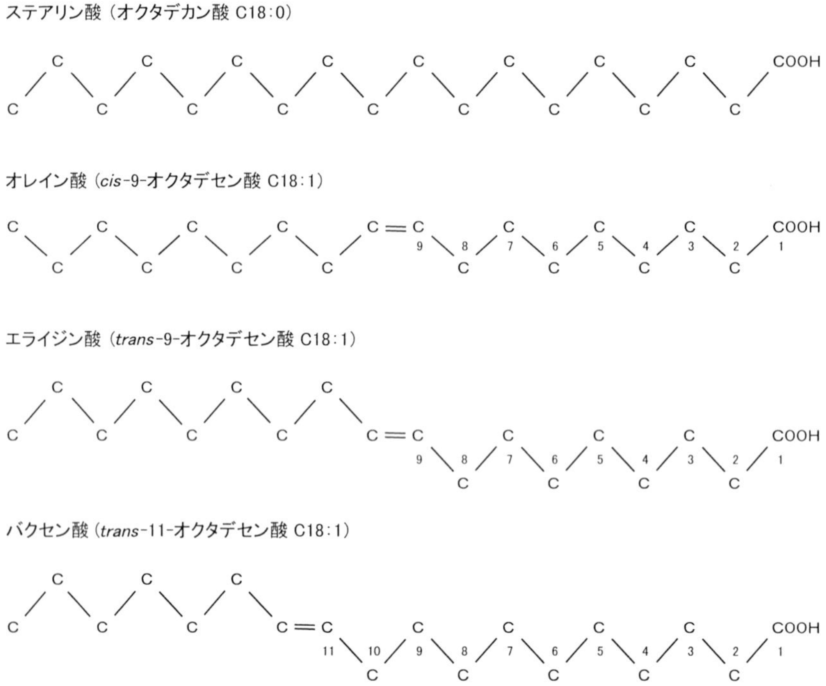

ステアリン酸（オクタデカン酸 C18：0）

オレイン酸（cis-9-オクタデセン酸 C18：1）

エライジン酸（trans-9-オクタデセン酸 C18：1）

バクセン酸（trans-11-オクタデセン酸 C18：1）

図 2.7　cis-trans 異性体の構造
炭化水素鎖の水素原子は省略してある．
数字はカルボキシル基の炭素から数えた炭素原子の位置を示している．

炭化水素鎖中で二重結合がどの場所にあるかで位置異性体となる．理論的には，炭素数 n の直鎖一価不飽和脂肪酸には n-2 種の位置異性体が存在するが，実際に存在する異性体はかなり少ない．また，脂肪酸の二重結合位を境として，両側の炭化水素鎖の結合の向きの違いによって，幾何異性体が存在する．自然界で生合成されるほとんどの不飽和脂肪酸は *cis* 型のものであるが，反芻動物の体脂肪や乳脂肪を構成する油脂中には，*trans* 型の脂肪酸（トランス脂肪酸）が存在し，代表的なものがバクセン酸（*trans*-11-オクタデセン酸）である．また油脂の水素添加で生じる主なトランス脂肪酸はエライジン酸（*trans*-9-オクタデセン酸）である．

2.2.3 多価不飽和脂肪酸（poly unsaturated fatty acid；PUFA または highly unsaturated fatty acid；HUFA）

ポリ不飽和脂肪酸またはポリエン酸とも呼ばれ，脂肪酸の炭化水素鎖に二重結合が 2 個以上存在する一群である．二重結合の数と位置により多様な種類が存在しうるが，一価不飽和脂肪酸と同様，理論的なバリエーションと比較するとその種類は極めて少ないとも言える．代表的な下記の多価不飽和脂肪酸はすべて *cis* 型構造をとり植物油脂中に広く分布するリノール酸（9,12-オクタデカジエン酸）であり，一部の植物油脂に含まれる α-リノレン酸（9,12,15-オクタデカトリエン酸）と，海産動物（魚介，海獣）の EPA（5,8,11,14,17-イコサペンタエン酸）と DHA（4,7,10,13,16,19-ドコサヘキサエン酸）である．

多価不飽和脂肪酸は融点が低く，その含有量の高い多くの植物油脂や海産動物由来の油脂は常温で液体である．一価不飽和脂肪酸と同様，多価不飽和脂肪酸についても幾何異性体はほとんどが *cis* 型であるが油脂の加工，精製の過程で *trans* 型への転移が起こることがある．

多価不飽和脂肪酸の分類として，二重結合の位置を基準とした方法がある．表 2.4 に示した命名法では，二重結合のある炭素の位置をカルボキシ基の炭素から数えた炭素の位置で表している．一方，カルボキシ基と反対側の末端メチル基の炭素を基準にする方が脂肪酸の分類として便利な場合があり，以下のように表現される．すなわち，カルボキシ基から数えた末端メチル基の炭素の位置を n（この数字は脂肪酸の総炭素数でもある）と表し，末端メチル基に一番近い

二重結合位の炭素を末端メチル基から数えた数がxである場合，n-x（エヌ マイナス エックス（数字））と表すものである．オレイン酸はn-9（エヌ マイナス 9），リノール酸はn-6（エヌ マイナス 6）となる．さらにこの表記法ではα-リノレン酸，EPA，DHAはそれぞれ炭素数，二重結合数は異なるが，いずれもn-3（エヌ マイナス 3）で，n-3系脂肪酸という分類で呼ばれる．先のリノール酸はn-6系脂肪酸，またオレイン酸はn-9系脂肪酸と分類できる．この分類法は，脂肪酸の生合成や生体での栄養，代謝について議論する場合に，非常に便利なものである．なお，同様の考え方で，ω-3（オメガ3），ω-6（オメガ6）という呼称も使われることがある．

2.2.4 その他の脂肪酸

a. ヒドロキシ脂肪酸

炭化水素鎖に側鎖として水酸基をもつ脂肪酸で，代表的なものがリシノール酸（12-ヒドロキシ-cis-9-オクタデセン酸，リシノレイン酸とも呼ばれる）であり，ひまし油の主要な構成脂肪酸である．界面活性剤や潤滑剤，化粧品，合成樹脂など，種々の工業用原料として使われている．リシノール酸を水素添加して得られる12-ヒドロキシステアリン酸は廃油などの凝固剤（ゲル化剤）として利用される．リシノール酸は人体内では小腸粘膜に著しい局所刺激作用を与えるため，腸管がぜん動作用を起こし，瀉下作用（下痢を起こす働き）が起こる．これが，ひまし油は食用には適さず，下剤として用いられる理由である．

$$H_3C-(CH_2)_5-CH-CH_2-CH=CH-(CH_2)_7-COOH$$
$$|$$
$$OH$$

b. 共役脂肪酸

共役脂肪酸は多価不飽和脂肪酸に属するものであるが，前述した一般の多価不飽和脂肪酸は複数の二重結合が1つのメチレン基（$-CH_2-$）を介したジビニルメタン構造であるのに対し，二重結合が共役した構造を取っている脂肪酸である．桐油は構成脂肪酸の約80％が下式で示される共役リノレン酸とも呼ばれるα-エレオステアリン酸（cis-9, $trans$-11, 13-オクタデカトリエン酸）およびβ-エレオステアリン酸（$trans$-9, 11, 13-オクタデカトリエン酸）である．

2.2 油脂の構成脂肪酸

表 2.5 代表的な油脂の脂肪酸組成[24][25]

脂 肪 酸 組 成 (%)

種類名	C8:0	C10:0	C12:0	C14:0	C16:0	C16:1	C18:0	C18:1	C18:2	C18:3	C20以上, その他
なたね油（キャノーラ）					3.8〜 4.6	0.2〜0.3	1.7〜 2.0	61.2〜66.4	16.0〜19.9	7.5〜10.0	2.0〜5.8
大豆油					9.9〜10.8	0.0〜0.1	3.7〜 4.9	23.8〜28.5	49.1〜53.8	5.8〜 6.9	0.9〜1.5
とうもろこし油					10.6〜11.8	0.0〜0.1	1.8〜 2.0	28.8〜34.7	50.2〜56.8	0.8〜 1.7	0.9〜1.4
サフラワー油（ハイリノレイック）				0.0〜 0.1	6.4〜 7.1		2.2〜 2.5	14.5〜16.8	72.6〜74.8	0.3〜 0.7	0.9〜1.2
サフラワー油（ハイオレイック）				0.0〜 0.1	4.3〜 5.3	0.0〜0.1	1.7〜 2.1	73.3〜80.4	12.1〜18.0	0.0〜 0.6	0.6〜1.5
ひまわり油（ハイリノレイック）					6.1〜 6.6	0.0〜0.1	3.4〜 3.8	27.5〜31.8	57.3〜61.1	0.0〜 0.3	1.3〜1.7
ひまわり油（ハイオレイック）					3.4〜 3.9	0.0〜0.2	2.2〜 3.5	82.2〜87.2	4.5〜 8.9	0.1〜 0.5	1.1〜2.0
綿実油				0.5〜 0.6	17.1〜24.3	0.5〜0.6	2.2〜 2.5	16.6〜22.1	55.0〜61.1	0.3〜 1.4	0.2〜0.8
ごま油					9.0〜 9.6	0.1〜0.2	5.2〜 6.0	38.2〜42.9	40.7〜46.3	0.3〜 0.4	0.7〜1.5
こめ油				0.2〜 0.4	15.5〜18.9	0.1〜0.2	1.7〜 1.9	41.0〜45.4	33.6〜34.6	0.8〜 1.7	1.5〜2.3
オリーブ油					11.5〜13.2	0.7〜1.1	2.4〜 2.9	73.5〜74.4	7.9〜 8.8	0.5〜 0.6	1.1〜1.3
落花生油					9.3〜10.9		2.5〜 2.8	47.4〜56.2	24.0〜30.3	0.1〜 0.5	7.9〜8.4
ぶどう油					6.3〜 7.0		3.8〜 4.1	16.8〜19.9	68.2〜72.1	0.3〜 0.6	0.5〜0.6
パーム油			0.2〜 0.4	1.0〜 1.1	44.2〜45.0	0.1〜0.2	4.2〜 4.5	38.9〜39.7	9.6〜 9.8	0.1〜 0.2	0.5〜1.0
パームオレイン			0.2〜 0.5	0.9〜 1.1	31.9〜40.9	0.2〜0.2	3.1〜 4.1	42.4〜48.9	10.5〜13.6	0.1〜 0.3	0.5〜0.8
パーム核油	2.6〜2.7	2.8〜3.0	46.6〜47.6	16.1〜16.6	8.8〜 9.2		2.4〜 3.0	15.9〜17.3	2.6〜 2.7		0.4〜0.7
やし油	5.6〜6.1	5.1〜5.5	47.1〜48.7	18.9〜19.4	9.2〜10.3		2.7〜 3.2	6.8〜 7.6	1.5〜 1.8		0.5〜0.8
牛脂			0.1〜 0.2	3.3〜 5.3	26.2〜33.9	2.5〜5.1	14.4〜26.6	33.8〜42.8	0.8〜 3.3	0.0〜 1.1	
豚脂			0.1〜 0.2	0.3〜 1.7	20.4〜34.4	0.9〜3.5	9.7〜19.6	34.1〜47.6	6.2〜13.4	0.0〜 2.0	1.8〜2.9

・動物脂には奇数の炭素原子を有する脂肪酸が若干存在する。
・動物油の脂肪酸組成は参照した文献から作成。
・植物油はJAS格付製品の実績値。JAS格付製品のデータがないものは輸入油の実績値。

$$H_3C-(CH_2)_3-(CH=CH)_3-(CH_2)_7-COOH$$

また共役リノール酸は乳や肉類に微量に存在し,位置異性体や幾何異性体が存在する.

代表的な動植物油脂の脂肪酸組成を表2.5に示した[24)25)].

> ♠ コラム3　油脂の脂肪酸組成分析法 ♥
>
> 　油脂の構成脂肪酸を分析する方法としてガスクロマトグラフィー (GLC) が広く使用されています.しかし,GLC は一般的に沸点300℃以下の物質を分析する方法ですので,油脂をそのまま分析することはせず,構成脂肪酸をメタノリシス反応により脂肪酸メチルエステルとして分析します.構成脂肪酸の種類が多い場合には昇温 GLC を用いると良好な分離が得られます.脂肪酸の同定には標準物質と保持時間を比較しますが,各種データベースを利用することも可能です.また,定量には面積百分率法を使用しますが,構成脂肪酸の炭素数の範囲が広い場合にはそれぞれの脂肪酸によって検出感度が異なるため,面積補正が必要となります.さらに,試料に含まれていない脂肪酸(たとえば奇数脂肪酸)などを内部標準物質として用いる内部標準法を用いれば目的脂肪酸を正確に定量することができます.
>
> 〔原　節子〕

❖ 2.3　油脂の種類と特徴及び使用量の変遷 ❖

2.3.1　植物油脂の種類と特徴及び使用量の変遷

a. 植物油脂の分類

植物油脂は植物の種子,果肉等から採取されるアシルグリセロール,とくにトリアシルグリセロールを主体とする脂質成分である.脂質は植物の生体維持には必須の成分であるので,いかなる植物にも含まれており,植物の種類だけ植物油脂の種類があっても良い.しかし,植物体から工業的に採取でき,特徴的で利用価値の高い,あるいは他と比較して商品競争力のある植物油脂ということでは,種類は限られる.それでも今日,食用やその他の工業用に生産,消費されている植物油脂の種類は,内外の統計情報があるものが20種類以上はあるし,限られた数量であっても市販されている植物油を加えれば,さらに多くの種類が流通,使用されている.

植物油脂をその特長からいくつかに分類する方法があり，代表例を示す．

1) 外観による分類　　最も単純なものはその外観によるもので，液状油（液体油）と固体脂（固形脂）に分けられる．

液状油：　大豆油，なたね油，ごま油，など

固体脂：　カカオ脂，パーム油，やし油，など

一般的に「油（oil）」は液体のものを指し，「脂（fat）」は固体のものを指す．しかし，油脂は温度によって固化や融解が起こる．熱帯地域が生産地であるパーム油（palm oil）やヤシ油（coconut oil）は，現地の気温では液体であるため「油」の呼称が使われるものの，日本の気温では固体脂に分類される．また，中間的な半固体状のものもあり，必ずしも明確な分類法ではない．

2) 構成脂肪酸による分類　　油脂を構成する特徴的なあるいは主要な脂肪酸の名称を使用する分類方法もあり，以下に例示する．

ラウリン系：やし油，パーム核油，など

オレイン系：オリーブ油，高オレイン酸系ひまわり油・サフラワー油，など

リノール系：綿実油，リノール酸系ひまわり油・サフラワー油，など

リノレン系：あまに油，など

エルシン系：なたね油（在来種），からし油，など

ヒドロキシ系：ひまし油

3) 化学的性状による分類　　酸化安定性の違いによる化学的性状の差異を基にした乾性油，半乾性油，不乾性油という分類がある．不飽和度の高い油脂は酸化重合によって次第に流動性を失い，さらに重合が進行するとべた付くようになり，最終的にはこのべた付きもなくなり硬い皮膜状となる．このような性質を乾燥するという表現を用いて乾性油と呼ぶ．不飽和度を表すヨウ素価で130程度以上のものである．一方，不飽和度が低く酸化安定性に優れる油脂では，一般にこのような被膜は生じにくいため，不乾性油と呼ばれる．ヨウ素価は概ね100以下の油脂である．乾性油と不乾性油の中間的な性状の油脂は半乾性油に分類される．乾性油はリノール系，リノレン系の油脂を指し，不乾性油はオレイン系を指す．

乾性油：あまに油，桐油，けし油，など

半乾性油：大豆油，なたね油，ごま油，など

不乾性油：オリーブ油，つばき油，ひまし油，など

表 2.6　我が国における動植物油脂の消費量

		2002(H14)年	2004(H16)	2006(H18)	2008(H20)	2010(H22)年	2012(H24)年
大豆油	食用	711,994	618,049	587,080	556,608	450,111	368,676
	非食用	40,855	38,851	44,131	48,325	39,367	24,461
	合計	752,849	656,900	631,211	604,933	489,478	393,137
なたね油	食用	855,171	962,348	954,641	867,652	932,550	1,043,239
	非食用	22,629	22,206	32,076	46,316	47,486	56,194
	合計	877,800	984,554	986,717	913,968	980,036	1,099,433
からし油	食用	277	290	272	147	78	63
	非食用	–	–	–	–	–	–
	合計	277	290	272	147	78	63
綿実油	食用	12,203	12,473	11,421	11,406	9,220	9,387
	非食用	–	–	–	–	–	–
	合計	12,203	12,473	11,421	11,406	9,220	9,387
サフラワー油	食用	23,672	13,351	14,130	11,424	12,777	12,454
	非食用	686	300	1,077	1,163	1,075	983
	合計	24,358	13,651	15,206	12,587	13,852	13,437
ひまわり油	食用	24,802	18,822	17,955	21,940	16,821	17,998
	非食用	1,046	870	2,695	1,810	1,641	1,801
	合計	25,848	19,692	20,650	23,750	18,462	19,799
ごま油	食用	40,426	38,256	41,044	36,943	40,501	37,199
	非食用	–	50	25	25	26	26
	合計	40,426	38,306	41,069	36,968	40,527	37,224
とうもろこし油	食用	99,950	88,454	94,197	96,107	82,654	77,646
	非食用	1,085	1,100	2,781	1,850	1,627	1,647
	合計	101,035	89,554	96,978	97,957	84,281	79,293
落花生油	食用	1,236	597	602	797	766	441
	非食用	–	–	–	–	–	–
	合計	1,236	597	602	797	766	441
こめ油	食用	65,896	75,761	75,732	83,097	76,763	74,612
	非食用	7,204	8,522	12,220	11,058	10,144	9,074
	合計	73,100	84,283	87,953	94,155	86,907	83,686
オリーブ油	食用	28,261	28,469	27,175	27,387	36,804	42,951
	非食用	4,107	4,046	3,874	3,821	5,107	5,941
	合計	32,368	32,515	31,049	31,208	41,911	48,892
やし油	食用	37,070	38,081	44,822	43,872	36,416	34,033
	非食用	14,802	20,882	19,341	27,112	16,049	12,505
	合計	51,872	58,963	64,163	70,984	52,465	46,538
パーム核油	食用	24,441	25,838	25,622	30,956	34,784	38,579
	非食用	25,675	26,266	28,547	36,079	49,922	42,033
	合計	50,116	52,104	54,169	67,035	84,706	80,612
パーム油	食用	342,560	378,099	427,653	473,334	495,251	500,502
	非食用	71,679	86,884	71,118	107,134	107,380	73,814
	合計	414,239	464,983	498,771	580,468	602,631	574,316
あまに油	食用	–	–	–	–	–	–
	非食用	20,744	19,349	15,007	27,636	8,185	7,151
	合計	20,744	19,349	15,007	27,636	8,185	7,151

表 2.6 つづき

		2002(H14)年	2004(H16)年	2006(H18)年	2008(H20)年	2010(H22)年	2012(H24)年
ひまし油	食用	–	–	–	–	–	–
	非食用	22,260	24,757	20,981	18,671	15,025	15,736
	合計	22,260	24,757	20,981	18,671	15,025	15,736
桐油	食用	–	–	–	–	–	–
	非食用	1,920	1,854	1,942	1,870	1,370	1,386
	合計	1,920	1,854	1,942	1,870	1,370	1,386
その他	食用	3,628	7,597	8,639	6,277	8,150	21,890
	非食用	22,048	19,010	20,070			
	合計	25,676	26,607	28,709	6,277	8,150	21,890
小計 (植物油)	食用	2,271,587	2,306,485	2,330,987	2,267,947	2,233,646	2,279,669
	非食用	256,740	274,947	275,885	332,870	304,404	252,752
	合計	2,528,327	2,581,432	2,606,872	2,600,817	2,538,050	2,532,421
牛脂	食用	48,920	57,078	57,472	35,586	37,645	40,007
	非食用	90,367	91,508	91,683	106,351	95,661	85,047
	合計	139,287	148,586	149,155	141,937	133,306	125,054
豚脂	食用	95,336	95,981	94,790	77,999	78,961	92,178
	非食用	54,228	53,845	53,575	53,827	55,115	54,943
	合計	149,564	149,826	148,365	131,826	134,076	147,121
ラード	食用	1,105	1,200	1,221	1,208	1,170	1,145
	非食用	–	–	–	–	–	–
	合計	1,105	1,200	1,221	1,208	1,170	1,145
魚油, その他	食用	76,861	65,462	45,255	41,157	34,425	29,726
	非食用	83,673	79,762	100,684	118,820	104,050	105,632
	合計	160,534	145,224	145,938	159,977	138,475	135,358
小計 (動物性油)	食用	222,222	219,721	198,738	155,950	152,201	163,055
	非食用	228,268	225,115	245,942	278,998	254,826	245,621
	合計	450,490	444,836	444,680	434,948	407,027	408,676
合計	食用	2,493,809	2,526,206	2,529,724	2,423,897	2,385,847	2,442,724
	非食用	485,008	500,062	521,827	611,868	559,230	498,373
	合計	2,978,817	3,026,268	3,051,551	3,035,765	2,945,077	2,941,097

(農林水産省　我が国の油脂事情　各年版から作成)

b. 主要な植物油脂の特徴と用途，消費量

以下に代表的な植物油の特徴を概説する．日本国内での動植物油脂の消費量[24]を表2.6に示した．

1) なたね油　ナタネ中に40～45%含有される．在来種では主要な構成脂肪酸がエルカ酸であったが，カナダにおける品種改良の結果，現在流通するなたね油は一部を除いてオレイン酸が主体の品種(キャノーラ種あるいはカノーラ種)になっている．また，オレイン酸含有量をさらに高めた高オレイン酸種や，さらにα-リノレン酸を低減した高オレイン酸・低α-リノレン酸種も開発されている．

世界でのなたね油の生産は 2012/13 穀物年で 2,500 万トンであり，ここ 10 年間で 2 倍の伸びを示している．植物油中のシェアは約 15% でパーム油，大豆油に次ぐ世界第 3 位である．日本国内においては世界と異なり，消費量は第 1 位の年間約 110 万トンに及び，植物油中の 40% 以上を占めている．

　なたね油の用途としては日本では食用が 95% を占め，淡白な風味，液状油としては比較的高い安定性，冷却耐性，コストなどの点でマヨネーズをはじめ各種加工食品用，フライなどの調理用，家庭用など，最も幅広く使われている植物油である．マーガリン，ショートニングなどへはなたね油のそのままの使用の他，水素添加したなたね硬化油としての使用もあるが，トランス脂肪酸の健康への影響に関する国内外の動きがあり，減少傾向である．

　なたね油の工業用途としては，海外ではバイオディーゼル燃料（BDF）の製造に多用されている．BDF は油脂の構成脂肪酸をメチルエステル化したもので，2012 年には欧州を中心に 600 万 t のなたね油由来 BDF が生産されたと言われている．その他の非食用の工業用途としては古くから潤滑油などになたね油そのまま，あるいは脂肪酸誘導体として使用されてきたが，より安定性，機能性のある石油系，合成系のものに代替された．しかし，地球環境への負荷の観点から，再生可能で，環境に放出されても生分解性の高い植物油脂の利用が見直されている．

　2） **大豆油**　　大豆中に約 20% 含有される．リノール酸が構成脂肪酸の過半を占め，その他オレイン酸，α-リノレン酸を含む．粗油中のリン脂質は油脂の精製過程で分離され，大豆レシチンとして界面活性剤や栄養補助食品の原料として利用される．

　世界の 3 大油脂資源の 1 つで，長くトップの座にあったが，2004/5 年にパーム油に抜かれた．2012/13 穀物年での世界の生産量は約 4,200 万トンで，10 年間で約 35% の伸びである．日本においても近年までなたね油に次ぐ第 2 位の生産量であったが，生産量は漸減し，増加の一途をたどったパーム油にその座を譲った．

　用途としてはなたね油同様，95% を食用が占めている．コクのある風味とコストから業務用の調理用，食品加工用として幅広く使用されている．家庭用ではなたね油等との調合油が「サラダ油」の名称で親しまれている．なたね油同様，水素添加してマーガリンなどの加工油脂に使用される．

食用以外の用途としては，ペイント，ワニス，印刷インク，リノリウム，アルキッド樹脂，可塑剤の製造に用いられる．また近年ではなたね油，パーム油とともに BDF 製造用に用いられている．

3) **こめ油**　玄米を精米する際に発生する米ぬか中に約 20% 含有され，オレイン酸，リノール酸が主体で，こめ油特有の微量成分として γ-オリザノールを含有する．その他にも植物ステロール，トコフェロールなどの不ケン化物が多い．

日本国内の植物油中のシェアは 3% 程度であるが，他の植物油はその原料を海外に依存している状況の中で，こめ油は豊富な国産原料を使用している点で他と異なる．消費量は過去 10 年間で 15% 程増えているが，米の消費量の減少から原料の米ぬかの生産は減少しており，海外からのこめ油の輸入が増えている．

用途としては食用が多く，コクのある風味で安定性の高い植物油であることから米菓やスナック菓子の揚げ油，スプレー油としての用途が多いが，一般的な調理用としての用途も広い．

4) **とうもろこし油**（コーン油）　トウモロコシから澱粉（コーンスターチ）を製造する際に分離される胚芽から生産される．胚芽中に 45〜50% の油分が含まれている．リノール酸に富み全体の 55% を占め，次いでオレイン酸が 30% 程である．

世界での生産量は増えているが，日本ではここ 10 年間で消費量は 20% 程度減少して，植物油中のシェアは 3% 程度である．

ほとんどが食用に用いられ，独特の香ばしい香りをもつ安定性の良い油で，フライ用から生食用，加工用まで幅広く使われている．

5) **サフラワー油**（紅花油）　サフラワーの種子中に 40% 程度含まれる．リノール酸の多い品種とオレイン酸の多い品種とがある．日本ではかつてはリノール酸の血中コレステロール低減効果から健康的な植物油として前者が主流であったが，その後の脂質栄養学の進歩，酸化安定性の高い油脂へのニーズなどから，今日では後者が主流となっている．高リノール酸系の品種ではリノール酸が 70〜75%，オレイン酸が 15% 程度であり，高オレイン酸系の品種においては，ほぼ逆のオレイン酸が 70〜80%，リノール酸が 15% 程度である．

国内での消費量は 1990 年代中ごろの 6〜7 万 t をピークとして，その後は減少

が続き，直近ではピーク時の4分の1程度で，シェアは1%にも満たない．

　主な用途は食用で，プレミアムオイルとして贈答用に多く利用されている．非常に淡泊な風味が特徴であり，とくに高オレイン酸系のものは酸化安定性が極めて高いこともあり，生食のみならず加熱調理や加工食品用にも広く使用されている．

　非食用としては，高リノール酸系のものは乾性油に分類され速乾性を有し，また α-リノレン酸をほとんど含有しないために黄変しにくく，塗料用途に使われる．

　6) **ひまわり油**　ひまわりの種子中に約40%程度含まれる．サフラワー油と同様，リノール酸の多い品種とオレイン酸の多い品種とがあり，またその中間的な品種（ミッドオレイック）もある．高リノール酸の品種ではリノール酸が60%程度，オレイン酸が30%程度であり，高オレイン酸系の品種においては，オレイン酸が85%程度，リノール酸が5～10%程度である．

　ひまわり油の生産量は世界的にみるとパーム油，大豆油，なたね油に次ぐ第4位であるが，日本での消費のシェアは1%にも満たない．

　ひまわり油の特徴，用途は，前述のサフラワー油と同様である．

　7) **綿実油**　綿の種子中に約20%含有され，リノール酸が50%以上を占め，次いでパルミチン酸，オレイン酸が多い．飽和脂肪酸の含有量が多く，そのままでは冷却耐性にかけるため，家庭用向けなどの調理用には脱ろう工程を通して高融点の油脂成分を分別除去することが一般的である．

　綿実油は上品なコクのある旨味が特徴で，風味安定性や加熱した際の臭いの穏やかさから高級天ぷら油，フライ油として，また油漬け缶詰やフライ用として人気が高い．また手延べ素麺の付着防止用に使用されている．脱ロウ工程で発生する高融点の油脂成分は綿実ステアリンと呼ばれ，水素添加した綿実油とともにマーガリン・ショートニングなどに利用される．最近は消費量は漸減傾向が続いている．

　8) **ごま油**　ゴマの種子中に50%程度含有され，リノール酸が約45%，オレイン酸が約40%という組成である．ごま油には不ケン化物が多く，特有の成分としてリグナン類がある．焙煎ごま油ではセサモリン，セサモールが，精製ごま油ではセサミノールがあり，これらは酸化防止成分としての機能がある．ごま

油は高い酸化安定性を有するが，これはこれらリグナン類とトコフェロールとの相乗作用によるもので，さらに焙煎ごま油ではアミノカルボニル反応で生じた褐色成分も酸化安定性に寄与しているとされている．

ごま油の消費量は年間4万t弱で，植物性油脂のわずか1.5%を占めるにすぎないが，焙煎ごま油の独特の香味が特徴の存在感の大きな油脂である．

用途はほとんどが食用であり，和食（天ぷらなど），中華料理，韓国料理には欠かせない香味油である．非食用としては医薬品，化粧品の用途がある．

9) **オリーブ油** オリーブ果実の果肉部分に50%程度含有される．オレイン酸が75%と多く，飽和脂肪酸が十数%含まれるため，冷却耐性は低い．α-リノレン酸などの多価不飽和脂肪酸は実質的に含まれないため安定性の良い油脂である．

世界での生産量は全植物油脂の2%程度であり，日本での消費も最近10年で1.5倍に急増しており，植物油中の2%程度のシェアになっている．

オリーブ油の用途は大半が食用である．オリーブ油は果肉から圧搾により得たバージンオリーブ油と，これを精製した精製オリーブ油，バージンオリーブ油の搾り粕から溶剤により抽出して得たオリーブポマス油に区分される．バージンオリーブ油は品質によりエキストラバージン，バージン，オーディナリーバージン，ランパンテバージンに区分される．ランパンテオリーブ油はそのままでの食用には不適で，非食用とするか精製オリーブ油の原料となる．バージンオリーブ油と精製オリーブ油とを配合したものは単にオリーブ油と呼ばれるが，日本ではピュアオリーブ油という呼称が使われている．バージンオリーブ油は特有の風味を楽しむために生食用に使われ，ブレンドタイプのオリーブ油は加熱調理に使われる．

非食用の用途としては化粧品や医薬品原料となる．

10) **落花生油**（ピーナツオイル，グラウンドナッツオイル） 落花生の種子に50%程度含有されている．オレイン酸約55%，リノール酸約25%の組成であるが，特徴的にC22やC24の飽和脂肪酸を少量含有するため，耐冷性に欠ける．

世界的には全植物油脂の2%強を占める第6位の生産量であるが，日本での消費は極めて少なく，年間400t強に過ぎない．ゴマ油と同様に焙煎した後に採油したものは独特の芳香を有し，中華料理などに使われる．国内では専ら食用に使われている．

11) **パーム油**（palm oil）　アブラヤシ（オイルパーム）の果実の果肉部に45〜50％含有され，植物油脂の中では特異的にパルミチン酸が主体で約45％弱，ステアリン酸と合わせて飽和脂肪酸が50％以上の固体脂である．

マレーシア，インドネシアでプランテーションが急激に進み，2004/2005年度に大豆油を抜いて生産量第一位の植物油となった．日本の消費量も2009年に大豆油を抜いて，なたね油に次ぐ第2位となった．

飽和脂肪酸が多く，多価不飽和脂肪酸が少ないため，酸化安定性が非常に良いこと，風味が淡白であることから，貯蔵寿命（棚持ち）の長い加工食品にフライ油などの形で多用される．また常温で固体であることから硬化油の代わりにマーガリンやショートニングの原料油脂として使用されている．パーム油はそのまま利用される他に，水素添加，エステル交換などの加工を施して機能性を向上させて使用されている．また，パーム油を分別することで高融点成分であるパームステアリン，低融点成分であるパームオレイン，中融点成分であるパームミッドフラクションが生産され，それぞれの特徴を生かした用途に利用されている．

非食用分野では，鉄鋼の圧延油，潤滑油，セッケン・ロウソクの原料などに用いられ，昨今はBDFの製造にも使用されている．

12) **パーム核油**（palm kernel oil）　アブラヤシ（オイルパーム）の果実の核（種子）に含まれる油脂であり，その組成は果肉から得られるパーム油とはまったく異なる．脂肪酸組成としては他の一般的な植物油脂には多く含まれることの無いラウリン酸（約50％），ミリスチン酸（約20％）が多く含まれ，さらにカプリル酸，カプリン酸といった中鎖脂肪酸が存在し，飽和脂肪酸が全体の80％を占める固体脂である．その組成，性状はやし油に類似したもので，用途としてもほぼ同じである．

アブラヤシ栽培の急速な拡大に伴い，生産量はここ10年間で2倍弱となり，日本での消費量も同時期で1.6倍に増えた．

脂肪酸組成の特徴から，パーム核油には他の油脂にない数々の特徴を有している．極めて優れた酸化安定性，シャープな融解・固化，融解時の低粘性，乳脂などとの相性などが代表的な特徴で，マーガリン，クリーム，各種製菓用油脂に重用されている．

非食用では，C8〜18までの広範な脂肪酸の供給源としての利用が重要で，分

離した脂肪酸，あるいは還元して得られる各種アルコールからさらに種々の誘導体が生産され，多岐にわたる分野で使用されている．たとえば脂肪酸からはセッケン，油圧装置の中で動力伝達媒体として使用される作動油，界面活性剤などが，アルコールからは界面活性剤，潤滑剤，化粧品基剤，可塑剤などが生産されている．

13) やし油（coconut oil） ココヤシの果実の胚乳を乾燥させたコプラから得られる．パーム核油と類似したラウリン酸系油脂である．パーム核油と比較すると不飽和脂肪酸の割合がさらに少ない．

世界での生産量は約 300 万 t でほぼ横ばいの状況が続いており，日本での消費量も 5 万 t 前後で推移している．

用途としては食用，非食用ともパーム核油と同様であるが，ヤシ油は食用の割合がより多い．

14) あまに油（flax oil, linseed oil） 亜麻の種子中の油脂である．α-リノレン酸を約 55% 含有するため，極めて酸化安定性の低い油脂である．世界での生産は 60 万 t 前後で安定している．日本での消費量は，ここ 10 年間で 1/3 にまで減少し，7 千 t 程度である．

用途としては α-リノレン酸源としての栄養補助食品や家畜用飼料への添加もあるが，主体はあまに油を酸化重合させたり，ワニス，異性化油，アルキド樹脂として塗料，印刷インキに利用され，またリノリウムの製造，油絵具用に用いられる．

15) ひまし油 ヒマの種子（ヒマシ）中に含まれる油脂である．ヒドロキシ脂肪酸であるリシノール酸を含有することが最大の特徴である．

世界での生産は 70 万 t 弱と少ないが，ここ 10 年で 1.4 倍に増えている．日本国内での消費量は 1 万 6 千 t で，10 年前と比べると約 30% 減少している．

消化管内で加水分解されて生じるヒドロキシ酸は，小腸を刺激して瀉下作用を有することから，ひまし油そのものとしての食用用途は無く，逆に下剤として医薬品として承認されている．

食品向けとして一部に界面活性剤としての用途があるが，それ以外は専ら非食用として使用される．主なものは繊維染色用の油剤，医薬品・化粧品用の可溶化剤・軟膏基剤，潤滑油，塗料，インキ，ナイロン原料などがある．廃食用油のゲル化剤はリシノール酸を水素添加して得られる 12-ヒドロキシステアリン酸である．

16) **桐油** アブラギリの種子中の油脂である．共役脂肪酸である α-及び β-エレオステアリン酸が約80%を占めることが特徴である．日本国内では1,400 t 弱の消費量で，減少傾向にある．

桐油は代表的な乾性油として，塗料，印刷インク，リノリウムなどに用いられる．

2.3.2 動物油脂の種類と特徴及び使用量の変遷

陸産動物から採油される油脂の代表は豚脂と牛脂である．国内消費量の変遷については表2.6に示した．

1) **豚脂（ラード）** ブタの各部位から得られる脂肪分である．日本においては採油する部位に関する決まりはなく，ブタから採取した脂肪を豚脂，精製工程を経た豚脂をラードと呼んでいる．コーデックス規格では豚の皮下脂肪や腎臓などの特定の内臓に蓄積された脂肪を分離して得たものをラードと呼び，それ以外の部位からの脂肪も混在する場合にはレンダードポークファットとして区別している[3]．

豚脂の脂肪酸組成は豚体内の存在する部位によって違いが認められるが，部位ごとに区別されて生産されることはない．脂肪酸組成はパルミチン酸（約25%），ステアリン酸（約15%）などの飽和脂肪酸が多く，その他はオレイン酸（約45%），リノール酸（約10%）であり，常温で固体の油脂である．この他微量ではあるが，炭素数が奇数の脂肪酸が存在することが特徴である．またステロール成分としてコレステロールを有することが植物油脂と異なる．飽和脂肪酸が多く，多価不飽和脂肪酸が少ないにもかかわらず，植物油脂と比較すると酸化安定性が極めて悪いが，これは植物油脂に広く分布する酸化防止成分であるトコフェロールをほとんど含有していないためである．そのため，豚脂にトコフェロールを添加することで，酸化安定性は著しく向上する．

国内消費量は15万t程度と推計されており，そのうちの9万t強が食用に供されている．

食用としてはフライ用や他の調理用，物性や風味を生かしたカレールー用，各種調味用，マーガリン・ショートニングに加工して製菓・製パン用，脂肪酸を利用した食用乳化剤用などがあげられる．豚脂をトリアシルグリセロールとしてみると，グリセロールの2位の位置にパルミチン酸が結合しているSSU, USU（S：

飽和脂肪酸，U：不飽和脂肪酸）の形が多い特異的な組成である．そのため豚脂を固体脂として使用する場合には，油脂の結晶型が転移して粗大結晶を生じやすく，製菓用等のマーガリンやショートニングの伸展性，クリーミング性の面で好ましくない．この点を改善するためにエステル交換による加工が行われる．たとえばグリセロールに結合しているパルミチン酸の位置をランダムに交換することで，パルミチン酸の2位への局在による悪影響が緩和される．その他，水素添加を行って酸化安定性，融点を改質する加工，パーム油と同様の分別を行って，より融点の低いラードオレインと高融点のラードステアリンを得る加工が行われている．

　工業用としては，家畜飼料への添加やペットフード用の他，脂肪酸工業向けがあるが，これは次の牛脂の項に記載した内容がほぼあてはまる．

　2）牛脂（beaf tallow，タロー）　牛の脂肉から得られる油脂である．豚脂とほぼ同様の脂肪酸組成であるが，飽和脂肪酸がやや多く，融点が高い．奇数脂肪酸，コレステロールを含有すること，トコフェロールをほとんど含有しないことも豚脂と同様で，陸産動物脂特有である．

　国内消費は12万t程度で，その内の4万tが食用の用途である．

　食品用としては，マーガリン，ショートニングの他に，カレールー，フライ用油脂，食品用乳化剤用などがある．

　非食品用としては牛脂をそのまま，あるいは極度水素添加，分別，加水分解などの加工，精製を経て工業用原料油脂となる．以下に記載する油脂化学工業の流れは牛脂に限らず，前項の豚脂，あるいは植物油脂においても同様である．それぞれの構成脂肪酸の特徴によって適宜原料として選択されるが，動物脂はパーム油とともに工業用途への利用が多い油脂である．工業用原料油脂を加水分解して得た脂肪酸は，そのまま利用されることもあるが，その後の多段階の化学反応を経て種々の化成品が作られ，各種の用途に幅広く使用されている．ステアリン酸はゴム用の添加物やロウソク，ワックスの成分として，ステアリン酸とパルミチン酸の混合脂肪酸は各種化粧品に利用される．脂肪酸を金属塩とすることでセッケン原料となる．油脂をメタノールとエステル交換して得られる脂肪酸メチルエステルはアミド化してアルカノールアミドとして洗剤やシャンプーなどに使われる．メチルエステルを水素化分解すると天然高級アルコールとなり，ここから得

られるアルデヒド，硫化物，リン酸化物は乳化剤，繊維油剤，可塑剤，洗浄剤，帯電防止剤などとなる．脂肪酸や天然高級アルコールから誘導されるアミンからも界面活性剤が製造され，洗剤，シャンプー，柔軟剤などとなる．〔田口信夫〕

文　献

1) CODEX STANDARD FOR NAMED VEGETABLE OILS (CODEX STAN 210-1999, Amendment in 2013).
2) CODEX STANDARD FOR OLIVE OILS AND OLIVE POMACE OILS (CODEX STAN 33-1981, Amendment in 2013).
3) CODEX STANDARD FOR NAMED ANIMAL FATS (CODEX STAN 211-1999, Amendment in 2013).
4) 食用植物油脂の日本農林規格．平成27年3月27日農林水産省告示第714号．
5) 液体の密度及び比重の測定方法．JIS Z8804-2012.
6) 日本油化学会 (2013)．基準油脂分析試験法 2.2.2-2013．比重．
7) Nouroddini, H. *et al.* (1992). *JAOCS*, **69**(12), 1184-1188.
8) 化学製品の屈折率測定法．JIS K0062-1992.
9) 日本油化学会 (2013)．基準油脂分析試験法 2.2.3-2013．屈折率．
10) 液体の粘度測定方法 JIS Z8803-2011.
11) 日本油化学会 (2013)．基準油脂分析試験法 2.2.10.1-1996．粘度（動粘度）．
12) Nouroddini, H. *et al.* (1992). *JAOCS*, **69**(12), p. 1189-1191.
13) 日本油化学会編 (2001)．第四版 油化学便覧—脂質・界面活性剤—，丸善．
14) 日本油化学会編 (2013)．基準油脂分析試験法 2.2.4.1-1996，融点（透明融点）．
15) 日本油化学会編 (2013)．基準油脂分析試験法 2.2.4.2-1996，融点（上昇融点）．
16) 日本油化学会編 (2013)．基準油脂分析試験法 2.2.4.3-2013，軟化点（環球法）．
17) 日本油化学会編 (2013)．基準油脂分析試験法 2.2.7-2013，曇り点．
18) 日本油化学会編 (2013)．基準油脂分析試験法 2.2.8.1-2013，冷却試験（その1）．
19) 日本油化学会編 (2013)．基準油脂分析試験法参1.16-2013，固体脂指数（その2）．
20) 日本油化学会編 (2013)．基準油脂分析試験法 2.2.9-2013，固体脂含量（NMR法）．
21) 日本油化学会編 (2013)．基準油脂分析試験法 2.2.11.1-2013，発煙点，引火点（C.O.C.法），燃焼点．
22) 農林水産省 (2014)．我が国の油脂事情，p. 18.
23) Liébecq, C. (1992). Biochemical Nomenclature and Related Documents, 2nd edition, Portland Press.
24) 農林水産省 (2014)．我が国の油脂事情，p. 20.
25) 戸谷洋一郎 (2012)．油脂の特性と応用，幸書房．

2.3.3　魚油の種類と特徴及び使用量の変遷

a.　魚油の特徴と脂肪酸

　魚油の特徴はDHA（C22:6）及びEPA（C20:5）のような多価不飽和脂肪酸（二重結合を4つ以上有する脂肪酸を高度不飽和脂肪酸ということがある）が多く含

まれることであるが，脂肪酸の種類が多いことも特徴にあげられる．脂肪酸の基本的な性質を決めるのは炭素数（鎖長）と二重結合数であるが，魚油を構成する主な脂肪酸の炭素数の範囲は12から24まである．これらのうち二重結合をもつ脂肪酸の炭素数は14, 16, 17, 18, 20, 21, 22及び24の8種類がある．以下，二重結合の数別に炭素数が異なる脂肪酸の数を列記すると，二重結合数が1つの脂肪酸には7種類，2つは3種類，3つは3種類，4つは4種類，5つは3種類，6つは炭素数22の1種類でDHAである．これらを合計すると21種類になる．さらに二重結合の結合位置が異なると別の種類の脂肪酸であるため，その数は増える．したがって，魚油ではガスクロマトグラフ法など通常の分析法でも40～50種類程度の脂肪酸を見出すことができる．

魚油とは，魚に含まれる油と広く捉えることもできるが，ここでは魚を原料として工業的に生産される油脂の意味で用いることにする．国際的に取引が行われる魚油の原料魚は，大量に漁獲される浮魚（うきうお）と呼ばれる魚種でマイワシ，カタクチイワシ，サンマ，サバ，アジ，ニシンなどが該当する．

b. 浮魚の脂質

1) **浮魚とその餌**　浮魚は大きな群れを形成し餌を求めて海洋を広範囲に移動する．浮魚の餌は主にカイアシ類（コペポーダー）を主とした動物プランクトンであるが，動物プランクトンは植物プランクトンを餌としており，これには珪藻，渦鞭毛藻，ハプト藻などがある．これらは微細藻類と呼ばれ，含有される脂肪酸は陸上の動植物油脂に比べ不飽和度は高く，珪藻にはEPAを貯蔵脂質とし

♠ コラム4　多価不飽和脂肪酸とは ♥

脂肪酸には多くの種類がありますが，二重結合を含まない飽和脂肪酸と二重結合を含む不飽和脂肪酸に大別されます．また，不飽和脂肪酸はさらに二重結合が1つの一価不飽和脂肪酸と2つ以上の多価不飽和脂肪酸（highly unsaturated fatty acid；HUFA）に分類されます．つまり，多価不飽和脂肪酸の中にはリノール酸（C18：2），α-リノレン酸（C18：3），イコサペンタエン酸（EPA, C20：5））やドコサヘキサエン酸（DHA, C22：6）などが含まれます．多価不飽和脂肪酸は高度不飽和脂肪酸（polyunsaturated fatty acid；PUFA）あるいは多不飽和脂肪酸とも呼ばれ，さらにその二重結合の位置によってn-6系，n-3系に分類されます．　〔原　節子〕

て含む種類があり，渦鞭毛藻及びハプト藻にはDHAを多く含む種類がある（表2.7）．また脂肪酸の炭素数については，種類によって異なるものの微細藻類全体としてみると12から30程度とその範囲は広い．こうした微細藻類に含まれる脂肪酸の特徴は魚油と類似しており，動物プランクトンを介して魚油の脂肪酸組成に影響を与えていることが推察される．

2) **脂質含量**　表2.8に日本近海で漁獲されたマイワシ，サンマ，マサバ及びカタクチイワシの脂質含量及び脂肪酸組成の主な脂肪酸の平均値ならびに変動係数を示した．カタクチイワシは成魚でも体長が10～12 cm程度と小さいこともあり脂質含量は4.4%と低く，その変動係数は45.7%と極めて大きい．また，マイワシ，サンマ及びマサバの脂質含量はそれぞれ14.4, 21.3及び13.6%であり，その変動係数は30.4%, 30.0%及び52.3%といずれも大きい．したがって，脂質含量が低いカタクチイワシも，高いマイワシ，サンマ及びマサバも脂質含量は変化しやすいといえる．

浮魚の中でもイワシ類（マイワシとカタクチイワシ）は他と異なる特徴がある．それはエラに付属するフィルター的な器官でプランクトンを濾しとって餌を取るが，この目が細かいため動物プランクトンに加えて植物プランクトンも摂取できることである．そのため，イワシ類は爆発的にバイオマス（生物量）を増加させるポテンシャルをもっている．日本近海において1980年代にマイワシだけで450万tの漁獲量（日本の2013年全魚種漁獲量の1.5倍以上）となったのは，イワシ類のこうした特性によるものである．ちなみにこの時期のマイワシの脂質含量は非常に高く，30%に近いものも珍しくなかった．

3) **脂肪酸組成**　表2.8の脂肪酸組成において各脂肪酸の変動係数が10%以下と小さいものはC14：0, C16：0及びC22：6の脂肪酸にみられ全部で5つである．これに対して変動が大きいとみなされる20%を超えるものは合計で19ある．したがって，浮魚の脂肪酸組成は変動が大きく，脂肪酸組成から魚種を特定するのは難しいと考えられる．ただ，サンマでは他の魚種に比べC20：1とC22：1の脂肪酸の値が高く，変動係数は15～16%と比較的安定していることから，サンマはこれらの脂肪酸の値がかなり高いことが特徴といえる．

C20：1とC22：1の脂肪酸はカイアシ類のカラヌスなどのロウエステルを多く含むものから由来することが知られている．すなわち，魚は消化器中でロウエス

表 2.7 微細藻類の脂肪酸組成及びカイアシ類のロウエステルの脂肪酸組成とアルコール組成（%）[a]

分類群	種名	C14:0	C16:0	C16:1	C18:0	C18:1	C20:1	C20:5	C22:1	C22:6
珪藻[b]	*Biddulphia aurica*	32.0	5.0	27.0	—	—	—	26.0	—	—
	Cheatoceros sp.	23.6	9.2	36.5	—	3.0	—	8.0	—	1.0
ハプト藻[b]	*Emilliania huxleyi*	35.1	5.1	—	1.0	15.3	—	—	—	11.0
	Isochrysis galbana	23.1	14.0	3.0	1.1	14.0	—	5.0	—	14.0
渦鞭毛藻[b]	*Gymnodinium sanguineum*	6.5	24.8	2.6	1.9	12.1	—	14.1	—	24.2
	Scrippsiella sp.[e]	3.2	9.4	0.7	0.5	1.5	—	1.8	—	18.8
カイアシ類[c)d)]	*Calanus plumchrus*	22	17	8	—	—	3	8	—	4
		3	11	9	—	4	38	—	32	

a) 脂肪酸及び長鎖アルコールの主要な成分について，単位は百分率．略記法の14:0を例にすると14は炭素数，0は二重結合数を示す．
b) Oiang Hu, *et al.* (2008). *the Plant Journal*, **54**, 621-639.
c) R. F. Lee and J. S. Patton (1989), *Alcohol and Waxs in Marine Biogenic Lipids, Fats, and Oils*, Vol. I, ed. R. G. Ackman, pp. 73-102, CRC Press, Boca Raton, FL.
d) 上段は脂肪酸組成，下段はアルコール組成．
e) 表中の脂肪酸の他C18:5n-3を43.1%含む．

表 2.8 浮魚の脂質含量，脂肪酸組成及び変動係数[a)b)]（%）

魚種名	脂質含量	C14:0	C16:0	C16:1	C18:0	C18:1	C20:1	C20:5	C22:1	C22:6
マイワシ[c]	14.4	7.0	18.9	6.8	3.7	10.9	2.3	15.4	1.9	13.7
	30.4	10.7	7.4	20.4	15.1	18.2	41.2	19.3	53.6	29.3
サンマ[d]	21.3	6.6	10.6	2.5	1.8	4.9	16.4	5.6	21.4	11.7
	30.0	6.8	12.2	24.0	23.2	19.5	15.1	25.6	16.2	6.8
マサバ[e]	13.6	4.6	14.0	3.3	4.2	17.4	10.1	7.0	10.1	12.2
	52.3	27.0	9.6	21.1	32.8	34.7	22.6	19.2	27.1	19.7
カタクチイワシ[f]	4.4	5.7	18.8	5.2	3.2	9.1	4.3	12.9	4.2	21.1
	45.7	20.1	9.6	26.1	25.7	12.5	66.1	14.5	67.6	27.8
マイワシ[g]	12.7	8.0	16.0	4.8	2.1	9.7	9.4	9.6	8.7	15.3

a) 日本水産油脂協会調べ（未発表データ含む）．
b) 上段は脂質含量及び脂肪酸組成（主要な脂肪酸について），下段はその変動係数，単位はいずれも百分率．
c) 試料数：21，漁獲時期：1998年6月～2011年3月，漁獲海域：静岡県沖～福島県沖．
d) 試料数：16，漁獲時期：2011年7月～2012年12月，漁獲海域：北海道・青森県太平洋～三陸南部沖．
e) 試料数：15，漁獲時期：2011年1月～2012年12月，漁獲海域：北海道・青森県太平洋～房総沖．
f) 試料数：12，漁獲時期：2010年6月～2012年7月，漁獲海域：房総沖．
g) 試料数：1，漁獲時期：1986年12月，漁獲海域：宮城県沖．

テルを脂肪酸と長鎖アルコールに分解し，さらに長鎖アルコールを腸粘膜で酸化して脂肪酸に変えて吸収することができる．カラヌスなどには長鎖アルコール中に30～50％と高い割合でC20：1やC22：1を含むものがあり（表2.7），サンマはこうした動物プランクトンを多量に摂取していると推察される．マイワシにおいてはC20：1が2.3％，C22：1は1.9％と低い（表2.8）．しかし，1986年12月に宮城県沖で漁獲されたマイワシではC20：1とC22：1が9.4％及び8.7％とかなり高く，サンマと同様にカラヌスなどを多く摂餌することがうかがえる．

　ところで，浮魚の脂肪酸組成が変動しやすいのは何故だろうか？　表2.7に示したように微細藻類の脂肪酸組成は種類により変化に富んでいること，また，微細藻類は光合成で自立的に栄養を摂取するため生育環境が整えば爆発的に増えるが，季節，水温，海域，あるいは海流などの生育環境で増加する微細藻類の種類が変わると考えられる．これを餌とする動物プランクトン（カイアシ類）の脂肪酸組成はその影響を受けるだけでなく，カイアシ類のロウエステル含量は種類や生育環境により変化するため，これも脂肪酸組成の変動要因になる．さらに浮魚の回遊する時期や到達した海域により主要な微細藻類やカイアシ類の種類が異なる可能性が高く，こうした餌に係る変動要因の多さがその原因と考えられる．

c. 魚油の生産と消費

1）　魚油の原料と生産　　魚油の生産はペルーとチリが抜きん出て多く，両国の生産の増減で世界の生産量も直接的に影響を受ける．世界の生産量は年100万t前後が続いたが，両国の生産が減少傾向となった2012年以降の世界の生産量は90万t前後である．フンボルト海流が北上する南米のこの海域は世界有数の漁場である．原料の魚種はペルーでは主にアンチョビー（カタクチイワシ）である．チリでは1990年代にはアジが大半を占めた時期もあったが，その後漁獲量は減少傾向となり，2011年以降はアンチョビーとサーディン（イワシ）が主である．

　一方，日本ではマイワシが空前の豊漁であった1980年代には魚油の生産量は年間40万tを超え，その多くがマーガリンやショートニングの原料としてヨーロッパへ輸出された．1990年代に入りマイワシの漁獲量が急激に低下し生産量が10万tを切ってからは6万t前後で推移している．魚油の原料はマイワシの豊漁期には魚が丸ごとであったが，漁獲量の低下に伴いスーパー，鮮魚店，水産加工場などから排出される可食部を除いた部分が原料の大半を占めるようになっ

た．なお，魚油の製造（搾油）は煮熟（加熱）によりタンパク質を凝固させ，圧搾により出た煮汁を遠心分離して油を取る方法で行われる．

　2）　**魚油の用途**　　世界（主要国）の魚油の消費量は年間100万t前後であったが，生産量の減少に伴い2013年には90万tを大きく割り込んだ．主要消費国はノルウェー，日本，中国，チリなどである．主な用途は養魚飼料であり，ノルウェー，チリではサーモンを養殖して世界に輸出している．日本では，ブリ類，タイ，ウナギなどの養殖に使われている．

　魚類の必須脂肪酸の研究は1970年代にその成果がほぼ出揃った．その結果，海産魚ではn-3系脂肪酸であるだけではなく，C20以上の脂肪酸，すなわちEPAやDHAが成長に欠かせないことが明らかになり魚油は養魚用飼料には必須の原材料となった．

　魚油を食用とする場合には，臭いや酸化安定性が悪く，水素添加により固体の油脂（硬化魚油）に変えて使用する．硬化魚油は，以前は業務用を中心にマーガリンやショートニングに多く使われていた．その理由は植物油脂に比べて当時は原料油として安価であったことがあげられる．その他にも，魚油の特徴として脂肪酸の種類が非常い多いことを前述したように，さまざまな炭素数の脂肪酸を含む硬化魚油の特性として，温度変化や時間が経過しても組織が変化してザクザクになりにくいなど優れた性質がある．

　日本における食用の魚油は2000年には硬化魚油として年間6万トンを超える生産量があった．しかし，その後魚油の国際価格は大豆油やパーム油より高くなり，これに伴い魚油から植物油脂への転換が進み，硬化魚油の生産量は毎年減少して2009年からは1万tを割っている．とくに2005年には前年比63%に急減した，これは，トランス脂肪酸の健康リスクが世界的に注目され規制を始める国が現れた時期とも重なっている．魚油は高度不飽和脂肪酸を多く含むことから水素添加の際にかなりの量のトランス脂肪酸が生成することも，硬化魚油の使用量が減少した理由のひとつである．

　魚油の生産量全体からみると量は多くはないが，価格が高い油脂としてDHA・EPAオイルがある．DHAやEPAの機能性が注目され，魚油を精製して機能性食品として1980年代から販売されているが，欧米ではここ数年，急速に販売量が拡大する傾向にある．原料は魚油の他，先に触れた微細藻類を選別し大

規模に培養して，これから油を取り出す製造法も生産量を伸ばしている．日本では，輸入魚油の他，マグロの頭部は DHA 含量が高いことから，こうした部位を集め抽出した油などが原料油となっている．

d. まとめ

これまで，浮魚を原料とする魚油について概観してきたが，製造の主目的はフィッシュミールであり，魚油は副産物にあたる．フィッシュミールは養鶏用を主に畜産及び養魚飼料には欠かせないタンパク源であり，新興国ではめざましい経済発展により食生活の水準が向上し，飼料原料としての需要が伸びている．また魚油も水産養殖が世界規模で拡大していることから，養魚飼料の用途が増大している．しかし，原料となる浮魚の漁獲量は増えていないため魚油及びフィッシュミールの国際価格は，ここ数年は過去にないほどの高い水準にある．したがって，フィッシュミールや魚油の配合量を減らした飼料の開発は重要な研究テーマになっている．

また，魚油の脂肪酸組成の特徴としては，水圏食物網の底辺を支えている微細藻類の影響を受けていることを述べたが，微細藻類の中でも EPA は珪藻が，また DHA は渦鞭毛藻が主な供給源になっているようである．これらの脂肪酸は微細藻類を栄養源とする動物プランクトンに移り，水圏では食物連鎖の高い段階にある浮魚へ移行すると考えることはしごく妥当と思われるが，実証には大変な労力が必要であり，脂肪酸組成を生物指標とするなどして海洋生態系の栄養動態の研究も進められている． 〔平田芳明〕

文　　献

1) Richard F. Lee and Jed Hirota (1973). *Limnology and Oceanography*, **18**, 227-239.
2) 川崎　健 (2009)．イワシと気候変動．岩波書店．
3) 高木　徹 (1995)．魚油脂肪酸組成の特徴．日本水産油脂協会．
4) 日本水産油脂協会 (2015)．2014 年水産油脂統計年鑑．
5) 松下七郎 (1991)．魚油とマイワシ．恒星社厚生閣．

3 油脂の栄養と機能

❰ 3.1 油脂（脂質）の消化と吸収・代謝 ❱

「油脂」とは脂肪酸のグリセロールエステルの一種であるトリアシルグリセロール（triacylglycerol, TAG）と同義語的に用いられるが，栄養に関する分野では生物界に広く存在する中性脂肪（油脂），ロウなどの単純脂質，リン脂質，糖脂質などの複合脂質，広義にはテルペノイド，ステロイドなども包括する「脂質」「脂肪」という単語が頻用される．本項ではそれぞれの分野の慣習に従い解説を進める．

消化とは，物理的消化と化学的消化との両者によって遂行される．物理的消化は咀嚼による食物の細砕，消化管各部位の運動による内容物の混合，撹拌，移送などからなり，化学的消化は消化管内に分泌される唾液，胃液，膵液，胆汁によって遂行される．しかし，消化の最終段階と吸収の第1段階は同時に進行している．消化されないでそのまま吸収されるものは，水，電解質，ブドウ糖，果糖，脂肪酸，コレステロール，アルコール，アミノ酸，遊離のビタミンなど体内の構成要素と，解毒排泄が容易なものに限られている．

3.1.1 胃における消化吸収

食物は口内で咀嚼されて胃に運ばれ，ぜん動運動により酸性の胃液（空腹時はpH 1～2であるが，食事をとるとpH 4～5となる．塩酸が主成分）と混合し，糖質やタンパク質は一部消化されて半流動性の消化粥となる．脂質はこれら消化産物とともに乳化され，親水基と疎水基をもつ両親媒性のリン脂質は，脂質の乳化を助ける．TAGの一部は，胃壁から分泌される1,3-特異性の胃リパーゼにより主にその3位のエステル結合が加水分解され，遊離脂肪酸と1,2-ジアシ

> ♠ コラム5　TAG の sn-1 位，2 位，3 位とは ♥
>
> 　トリアシルグリセロール（TAG）について3分子の脂肪酸の結合位置を区別するために以下の表記が使用されています．つまり，Fischer 投影法で TAG を描いた時，垂直に描いた2番目に位置するエステルを左側にし，上部から1位，2位，3位と番号を付けます．この位置を sterospecifically numbered (sn) を接頭語として sn-1, sn-2, sn-3 と表記しています．たとえば下記のように sn-1, 2, 3 位にパルミチン酸，オレイン酸，ステアリン酸が結合した TAG は sn-1-パルミトイル，2-オレオイル，3-ステアロイルグリセロールと示されます．　　　　〔原　節子〕
>
> $$\begin{array}{l} ^{1}CH_2\text{-}O\text{-}\overset{O}{\underset{}{C}}\text{-}C_{15}H_{31}\ \text{(palmitoyl)} \\ C_{17}H_{33}\text{-}\overset{O}{\underset{}{C}}\text{-}O\text{-}\overset{2}{\underset{}{C}}\text{-}H \\ \text{(oleoyl)}\ \ \ \ ^{3}CH_2\text{-}O\text{-}\overset{O}{\underset{}{C}}\text{-}C_{17}H_{35} \\ \text{(stearoyl)} \end{array}$$

ルグリセロール（1,2-diacylglycerol, 1,2-DAG）や 2-モノアシルグリセロール（2-monoacylglycerol, 2-MAG）を生じる．胃リパーゼによる消化は小腸での膵リパーゼによる加水分解に比べると補助的で，限られた量の TAG しか加水分解されないが，生成した 1,2-DAG, 2-MAG，遊離脂肪酸は他の脂質の乳化を助ける．ヒトの母乳中の乳脂は通常の脂質とは異なり，TAG の 3 位には短鎖および中鎖脂肪酸が結合している．これらは胃リパーゼで速やかに加水分解され，生成した短鎖および中鎖脂肪酸の一部は胃粘膜から吸収され，門脈経由で肝臓に運ばれるため，膵リパーゼの分泌が十分でない新生児や膵臓疾患患者では，重要な役割を果たすと考えられる．また，中鎖脂肪酸トリアシルグリセロール（medium chain triacylglycerol, MCT）は，胃リパーゼですべての脂肪酸が速やかに加水分解されるため，小腸での脂肪酸の消化吸収に障害がある場合には，有効なエネルギー源となる．脂質の多い食事は腹もちがよい．その理由は，脂質は消化管ホルモンを仲介として胃の運動を抑制し，脂質含量の多い食物は胃に長く留まるためである．

3.1.2　小腸における消化吸収

　TAG の胃内加水分解物や乳化された脂質は，他の食物とともに十二指腸へ運

3.1 油脂（脂質）の消化と吸収・代謝

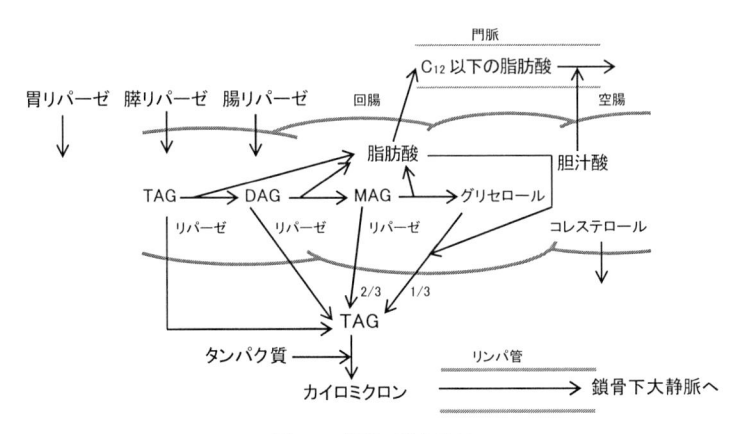

図 3.1 脂質の消化吸収
TAG：トリアシルグリセロール，DAG：ジアシルグリセロール，MAG：モノアシルグリセロール

ばれる．十二指腸では，脂肪酸やタンパク質，アミノ酸の刺激により血中に分泌される消化管ホルモン（コレシストキニンやセクレチンなど）が，十二指腸壁からアルカリ性の腸液，胆嚢からの胆汁の分泌や膵臓からの種々の膵酵素を含む膵液の分泌を促す．胆汁には胆汁酸，リン脂質およびコレステロールが含まれており，親水基をもつ胆汁酸やリン脂質は脂質乳化物の外周を取り囲み，さらに細かく脂質を乳化して 2 μm ほどの大きさにする．乳化した脂質は，膵液中のリパーゼ（ステアプシン）によってエステル結合が加水分解されて MAG, DAG,（一部は加水分解されず TAG のまま残る）に変換され，0.5 μm 以下の大きさの乳化状態となって小腸微絨毛から吸収される．このとき，胆汁酸が外周を包んだ脂肪滴に膵リパーゼが近づくためには，膵臓から分泌されるコリパーゼが橋渡し役として必要である（図 3.1）．

摂取した脂質全体の約 2/3 は，TAG の 1 および 3 位の脂肪酸が加水分解され，遊離脂肪酸 2 分子と 2-MAG を生じるが，約 1/3 は完全に消化されて 3 分子の脂肪酸とグリセロールの形で吸収される．しかし，脂質は未消化の TAG のままでもわずかではあるが吸収される（不完全消化吸収）．

一方，グリセロリン脂質は膵臓由来のホスホリパーゼ A_2 によりグリセロール骨格の 2 位に結合した脂肪酸が加水分解され，リゾリン脂質と遊離脂肪酸を生じる．なお，胆汁中に含まれるリン脂質の量は食事由来のものよりはるかに多い．

コレステロールは食餌中ではほとんど遊離型であるが，一部はコレステロールエステルとして存在する．これは，膵液に含まれるコレステロールエステラーゼにより遊離コレステロールと脂肪酸に加水分解される．

上述した加水分解物（DAG, 2-MAG, 脂肪酸，リゾリン脂質，コレステロール）はグリシンやタウリンと結合した胆汁酸とともに胆汁酸混合ミセル（コロイド分散状態）を形成し透明な水溶液となる．小腸上皮には絨毛と呼ばれる多数の突起があり，さらに，それぞれの突起（吸収細胞）の表面は微絨毛膜で覆われており，吸収面積を拡大している．この吸収細胞の表面は管腔側の食物塊とは混じりあわない水層に覆われているが，ミセルの形態をとることによってこの水層を通過して，微絨毛膜表面に近づくことができると考えられている．ここで，脂質加水分解物は単分子としてミセルから離れ，微絨毛膜へ取り込まれていく．

コレステロールの吸収は胆汁酸ミセルへの溶解が必須条件であり，胆汁酸が不足すると吸収は著しく低下する．しかし，脂肪酸は胆汁酸が不足してもかなり吸収される．脂肪酸の吸収がほぼ定量的であるのに対し，コレステロールの吸収率は50%前後である．なお，β-シトステロール，カンペステロール，スティグマステロール，ブラシカステロールのような植物性ステロールは10%以下しか吸収されない．また，動物実験に汎用される脂肪酸エチルエステルは，膵リパーゼで遊離脂肪酸に加水分解されるが，TAGに比べ加水分解速度はかなり遅い．

3.1.3 小腸上皮細胞への取り込みとカイロミクロンの分泌

一般に，遊離脂肪酸，2-MAG，リゾリン脂質，コレステロールなどは，微絨毛膜のリン脂質二重層を通過し，小胞体に運ばれると考えられている．滑面小胞体表面のアシルCoA合成酵素によって，脂肪酸はアシルCoAに活性化される．滑面小胞体に入るとアシルCoAと2-MAGからTAGが再合成される（2-モノアシルグリセロール回路）．したがって，摂取したTAGの1,3位と2位の脂肪酸は再合成時にも比較的そのまま保持される（図3.2）．

一方，小腸上皮細胞にはα-グリセロリン酸経路と呼ばれるTAG合成経路もある．この経路は，元来は小腸上皮細胞の増殖に必要なリン脂質の合成系であり，TAG吸収時にはほとんど作動しない．しかし，脂肪酸のみが多量に吸収され，2-MAGが不足する場合には，この経路でTAGが合成されると考えられる．なお，

```
            脂肪酸                          グリセロール
              ↓                                ↓
         脂肪酸アシル CoA  ────────→     グリセロリン酸
         ↙        ↘       2分子              ↓
      2-MAG        ↘                    ホスファチジン酸
        ↓           ↘                         ↓
     1,2-DAG         ↘                    1,2-DAG
        ↓             ↘                       ↓
       TAG             ↘──────────────→     TAG
```

| 2-モノアシルグリセロール経路 | α-グリセロリン酸経路 |

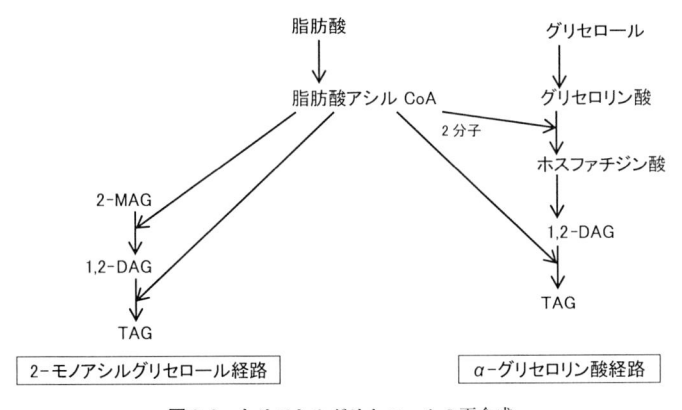

図 3.2 トリアシルグリセロールの再合成
TAG：トリアシルグリセロール，1,2-DAG：1,2-ジアシルグリセロール，
2-MAG：2-モノアシルグリセロール

小腸上皮細胞にはモノアシルグリセロールリパーゼが存在し，2-MAG が過剰になるとこれを加水分解し，遊離脂肪酸とグリセロールを生成する．いずれの場合にも，最終的にはすべて TAG へ変換される．

リゾリン脂質に関しては，小胞体でのアシル CoA によるリン脂質への再合成系と，リゾホスホリパーゼによる脂肪酸の加水分

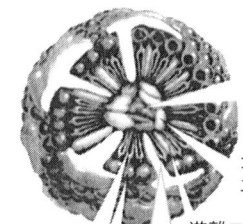

図 3.3 カイロミクロンの構造モデル
（トリアシルグリセロール，コレステロールエステル，リン脂質，遊離コレステロール，アポリポタンパク）

解系がある．コレステロールの約 90% は，小胞体のアシル CoA コレステロールアシル基転換酵素（ACAT）によりコレステロールエステルとなる．

これらの脂質成分は滑面小胞体に集まり，プレカイロミクロンを形成する．その後，いくつかのアポタンパク質（アポ B48, A-I, A-IV）が付加され，ゴルジ装置で成熟してカイロミクロン（chylomicron，乳糜脂粒）となり，エキソサイトシス（開口分泌）により細胞外へ分泌される．

図 3.3 に示したように，カイロミクロンは中心部に疎水性の TAG とコレステロールエステルをもち，表面部分を両親媒性のリン脂質，遊離コレステロール及びアポタンパク質が覆った球状構造のリポタンパク質である．このカイロミクロンは，小腸リンパ腺へ分泌され，胸管を経て鎖骨下大静脈へ注がれ，血流中に出

現する.

このような脂質の消化吸収速度は，タンパク質や糖質に比べるとかなり遅く，摂取量にも依存するが，摂取してから吸収が完了するまで数時間から半日を要する．カイロミクロンの組成は摂取食物の脂質を反映して大部分が TAG である．カイロミクロンが末梢の筋肉，心臓，脂肪組織へ運ばれると，毛細血管壁に存在するリポタンパク質リパーゼによりその TAG が加水分解され，粒子径が小さなカイロミクロンレムナント（chylomicron remnant）となる．

血中に生じた遊離脂肪酸は各組織に取り込まれエネルギーとして利用されるが，脂肪組織では TAG に再合成されて貯蔵脂肪となる．こののち，カイロミクロンレムナントはアポ E を認識するレムナント受容体を介して肝臓に取り込まれると考えられ，肝臓に TAG とコレステロールエステルを供給する．

3.1.4 脂質代謝

小腸から吸収された脂質や肝臓で生合成された脂質は，タンパク質と複合体を形成しリポタンパク質として循環血中に運搬され，諸臓器に脂質を供給している．摂食による脂質供給の増加や運動あるいはホルモン合成などによる脂質の消費など，生体内で脂質の量は常に変動しているが，血中濃度はほぼ一定になるように調節されている．

血清脂質のなかでも疎水性の強いコレステロールエステル，TAG を核とし，その表面をより極性のあるリン脂質，遊離コレステロールが取り囲み，そこにアポタンパク質を結合したものがリポタンパク質であり，カイロミクロンやカイロ

表3.1 リポタンパク質の種類と性状

	比重	直径(nm)	組成 (%)					アポタンパク質組成 (%)				
			TAG	CE	FC	PL	PR	A	B	C	D	E
CM	<0.96	80-1,000	85	5	2	6	2	1	40	47	Tr	12
VLDL	0.96-1.006	30-75	55	12	7	18	8	Tr	54	38	Tr	8
IDL	1.006-1.019	22-30	24	33	13	12	18	Tr	85	12	Tr	3
LDL	1.019-1.063	19-22	10	37	8	22	23	0.8	95	3	Tr	0.5
HDL	1.063-1.21	7-10	4-5	12-18	3-6	23-29	42-58	82-95	0-3.7	2.8-8.9	2.2-2.9	0.4-2.1

TAG：トリアシルグリセロール，CE：コレステロールエステル，FC：遊離コレステロール，PL：リン脂質，PR：タンパク質，CM：カイロミクロン，VLDL：超低比重リポタンパク質，IDL：中間比重リポタンパク質，LDL：低比重リポタンパク質，HDL：高比重リポタンパク質

ミクロンレムナントもリポタンパク質に含まれる（図3.3）.

リポタンパク質は主に比重の違いを利用して超遠心分離法で分けられている（表3.1）. 最も軽く，粒子サイズも大きいものがカイロミクロンであり，各細胞にTAGを供給したカイロミクロンは，カイロミクロンレムナントとなる. カイロミクロンレムナントにより肝臓にTAGとコレステロールエステルが供給され，超低比重リポタンパク質（very low density lipoprotein；VLDL）が形成される. これはカイロミクロンレムナントの次に軽い.

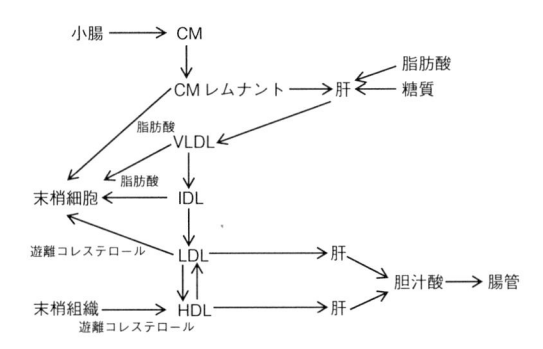

図3.4 リポタンパク質代謝
CM：カイロミクロン，VLDL：超低比重リポタンパク質，IDL：中間比重リポタンパク質，LDL：低比重リポタンパク質，HDL：高比重リポタンパク質

図3.4のようにVLDLは，脂肪酸を供給すると中間比重リポタンパク質（intermediate-density lipoprotein；IDL）となり，さらに肝臓の血管壁に存在する肝性リパーゼでTAGを失い低比重リポタンパク質（low density lipoprotein；LDL）へと代謝される. LDLはコレステロールエステルを豊富に含みアポBやEを認識するLDL受容体を介して末梢組織へコレステロールの供給を行い，また肝臓にも取り込まれる. なお，IDLの一部もLDL受容体を介して組織に取り込まれる.

最も小さな脂質の運搬体は高比重リポタンパク質（high density lipoprotein, HDL）である. HDLは末梢組織からコレステロールを引き抜く. このコレステロールは，血中のレシチンコレステロールアシル転移酵素（LCAT）の作用でレシチン（ホスファチジルコリン，phosphatidylcholine）の2位の脂肪酸を受け取りコレステロールエステルとなり，肝臓へ運ばれる. これをコレステロールの逆転送と呼ぶ. HDLのコレステロールエステルの一部は，コレステロールエステル転送タンパク質（CETP）によりVLDL, IDL, LDLへ転送され，代謝される. HDLはもうひとつ重要な役割をもっており，カイロミクロンやVLDLへ自身のアポタンパク質のEやCを供給する.

このように，脂質はリポタンパク質によって各組織に運ばれる．アポタンパク質は，リポタンパク質が各組織の細胞で受容体に認識される際の認識対象であり，さらに，リポタンパク質リパーゼやレシチンコレステロールアシル転移酵素を活性化する役割を担っている．

3.2 油脂（脂質）の栄養

脂質は，エネルギー源となるほか，ホルモンや細胞膜，消化に必要な胆汁酸の原料となる欠かせない栄養素であるが，脂質のうちには生合成できない必須脂肪酸も含まれる．さらに，脂質は油脂に溶ける脂溶性ビタミン（ビタミン A・D・E・K など）の吸収に役立っている．不足すると，発育の障害や，皮膚炎の原因となる．

脂質は1gあたり，9 kcalのエネルギーを生じ，脂質・糖質・タンパク質の三大栄養素のうち，最も高いエネルギーを生み出す．余剰に摂取したTAGは皮下脂肪として蓄えられ，必要に応じてエネルギー源となり，同時に体温保持機能も発揮する．近年の研究結果によると，脂肪組織はエネルギーの貯蔵器官としての機能のほかに重要な代謝系での役割（レプチン，アディポネクチン，プラスミノーゲン アクチベーター インヒビター-1（PAI-1）など）をもっていることも明らかになっている．

脂質の過剰摂取や特定の脂肪酸摂取の弊害が問われているが，国際的比較データや日本人高齢者の地域比較研究によると，1人あたりの脂肪摂取量が多いほど平均寿命は有意に長いことも報告されている．この点は，後出の3.4の記述を考慮したとき興味深い．

3.2.1 摂取される油脂（脂質）

食品中の20～30%は栄養分であり，その中に脂質，糖質，タンパク質，ビタミン，ミネラルおよび最近重視されるようになったダイエタリーファイバーが含まれる．脂質に着目すると，食品によってその含量は大きく異なり，野菜類の0.1%から鶏卵の11%まで幅がある．ただし，植物油脂を生産する種子や果実，たとえば大豆は約17%，なたね（キャノーラ）は約42%の含油量がある．脂質の脂肪酸組成をみると，動物性食品は一般に飽和及び一価不飽和脂肪酸が主体である．

一方，植物性食品のうち，寒冷地に生育する植物には多価不飽和脂肪酸を，熱帯地方に生育する植物には飽和脂肪酸を主な構成脂肪酸とするものが多い．

戦後間もなく，国民の栄養状態を改善し体位を向上する目的で，栄養指導が開始された（1947年）．現在はその目標がほぼ達成されており，1950年から2007年の間に男女ともに顕著に身長が伸び，男性の体重も増加した（20歳男性：161.5 cm-55.3 kg/1950年，173.3 cm-63.2 kg/2007年，20歳女性：150.8 cm-50.7 kg/1950年，156.5 cm-49.0 kg/2007年）．この変化が食物の変化に由来することはほとんど疑いの余地はない．女性は体重増加していないが，女性の美意識によるところが大きいと判断されている．

現在までの摂取食物の変化の内容は，動物性食品，油脂食品が増え，魚介類や野菜類の量はあまり増えていない．その結果，脂質の摂取量は全摂取カロリーの10数％（1日約26 g）から現在の約25.6％（1日約54.1 g）まで増加し，それに伴い疾病のパターンも欧米化したと説明されている．この10数年，体重減少や体形改良をめざすダイエット療法が盛んで，肥満者にとっては摂食量を減らし，油脂を多量に含む食品を抑えることが主な課題になっている．20歳以上の日本人の平均摂取カロリーが1888 kcal/日（男性2120 kcal/日，女性1690 kcal/日 平成24年国民栄養調査より）とさほど高くないにもかかわらず，肥満者が増加している．これを改善するには，肥満者が特異体質でないかぎり，第一に運動量の増加が求められるように思われる．しかしながら，現代社会では長時間の歩行や重労働が必要となる環境はあまりなく，また過剰ストレスのもとで仕事に追われ，運動する時間を捻出しにくい現状がある．

他方，食品自体に含まれる脂質の脂肪酸組成も，家畜に与えられる飼料に影響され変化している．トウモロコシや大豆がアメリカの大規模農業で生産過剰となり，また運送費が相対的に安くなっていることから，それらが家畜の飼料にふんだんに使われるようになった．このことが食物連鎖の結果，食肉や牛乳などの動物性食品中の脂質の脂肪酸組成を変化させた．同様のことが養鶏業や栽培漁業でも進行中であり，ヒトの食品の選択や嗜好性が変化しただけではなく，食品中の脂質の脂肪酸組成が変化している．

たとえば，大豆を大量に配合した飼料を乳牛に供与すると，乳脂肪の原料となる脂肪含量が高められ飽和脂肪酸含量が約70％を占める乳脂率が高まる．乳脂

率の高い牛乳はカロリーが高く，肥満につながりやすい．一方，黒毛和牛に大豆を供与すると肉脂肪の融点が低くなるが，味は悪くなると報告されている．

3.2.2　油脂（脂質）の分解

摂取エネルギーの方が消費エネルギーよりも多い場合，余ったエネルギーは脂質またはグリコーゲンに変換されて体内に蓄えられる．消費エネルギーの方が摂取エネルギーよりも多い場合は，グリコーゲン，脂質，筋肉などの体タンパク質を分解して，足りないエネルギーを補っていく．健常人において貯蔵したグリコーゲンは24〜48時間で消費されてしまうが，体脂肪としては計算上約2か月分の

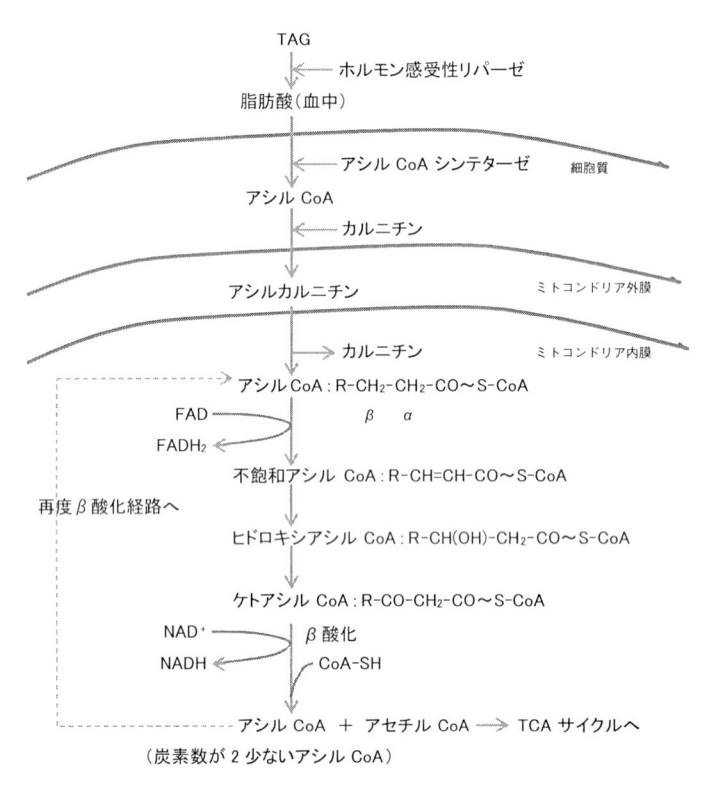

```
              TAG
               ↓ ← ホルモン感受性リパーゼ
          脂肪酸（血中）
─────────────────────────────────
               ↓ ← アシル CoA シンテターゼ    細胞質
           アシル CoA
               ↓ ← カルニチン
─────────────────────────────────
         アシルカルニチン                ミトコンドリア外膜
─────────────────────────────────
               ↓ ← カルニチン          ミトコンドリア内膜
     → アシル CoA：R-CH₂-CH₂-CO〜S-CoA
    │   FAD ↘  β  α
    │   FADH₂ ↙
    │          ↓
再度β酸化経路へ  不飽和アシル CoA：R-CH=CH-CO〜S-CoA
    │          ↓
    │      ヒドロキシアシル CoA：R-CH(OH)-CH₂-CO〜S-CoA
    │          ↓
    │      ケトアシル CoA：R-CO-CH₂-CO〜S-CoA
    │   NAD⁺ ↘  β 酸化
    │   NADH ↙ ← CoA-SH
    └────── アシル CoA ＋ アセチル CoA → TCA サイクルへ
          （炭素数が2少ないアシル CoA）
```

図3.5　油脂の分解機序
FAD：フラビンアデニンジヌクレオチド，FADH₂：還元型フラビンアデニンジヌクレオチド，NAD⁺：ニコチンアミドアデニンジヌクレオチド，NADH：還元型ニコチンアミドアデニンジヌクレオチド

コラム6 運動による消費カロリー

運動による消費カロリーは，安静時代謝×体重（kg）×METS値×運動時間（h）の計算式で求めることができる．ここでMETS値とは運動によるエネルギー消費量が，安静時代謝の何倍に当たるかを示す数値であり，速度が4 km/hのウォーキングで3, 10 km/hのマラソンで11, 16 km/hのサイクリングで6である．以下に1時間運動した時の消費カロリーを示す．例：体重60 kgの50歳男性が，10 km/hで4時間，合計40 km走ると，約2,400 kcalを消費する．上式に条件を代入すると0.92 kcal/kg/h×60 kg×11 METS×4 h=2,430 kcal

1時間運動した時の消費カロリー（kcal）

	体重（kg）	ウォーキング (4km/h)	ジョギング (8km/h)	マラソン (10km/h)
男性 20-29歳	50	146	340	535
	60	175	408	642
	70	204	476	748
男性 40歳以上	50	138	322	506
	60	166	386	607
	70	193	451	708
女性 20-29歳	40	114	265	417
	50	142	332	521
	60	171	398	626
女性 40歳以上	40	104	244	383
	50	131	305	479
	60	157	365	574

一方，種々の菓子を摂取したときに発生するエネルギーは以下の通りである．すなわち，体重60 kgの50歳男性が必要カロリー以上にエクレア1つ摂取すると，計算上4 km/hで1時間以上ウォーキングしなければ体重が増加することになる．

市販菓子のカロリー（kcal/個）

品名	カロリー	品名	カロリー
アイスクリーム	32-330	プリン	97-295
アップルパイ	176-563	ビスケット6-9 g	31-47
エクレア	200-237	ワッフル	96-320
クレープ	183-417	揚げせんべい13 g	60
シュークリーム	82-384	おはぎ	119-188
チーズケーキ	118-495	塩せんべい	56-75
チョコレート5 g	28	饅頭	123-324

〔戸谷永生〕

エネルギーが貯蔵されている．

　瞬発的な運動や軽い運動をする場合には，分解されやすい糖質が主なエネルギー源として用いられ，分解に時間のかかる脂質はエネルギーを供給しにくい．しかし，長時間の多量のエネルギーを必要とする運動の場合は，脂質がエネルギー源となる（図3.5）．脂質からエネルギーすなわちATPが産生されるためには，まず血流に乗って脂肪酸がエネルギーを必要とする細胞まで到達したのちβ酸化され，TCAサイクルと電子伝達系が作動しなければならない．以下に脂質が各組織に運ばれ，β酸化されるまでの機構に着目して解説する．

　脂質はエネルギー貯蔵物質として極めて優れているが，その水に対する不溶性は酵素によって代謝される際に障害となる．脂肪滴のTAGをエネルギー産生のために各組織に運ぶときには，まずホルモン感受性リパーゼが脂質滴の表面に移動し，リパーゼによりTAGが加水分解されて脂肪酸を遊離する（リン脂質はホスホリパーゼにより加水分解される）．加水分解されて血中にでた脂肪酸は，可溶性タンパク質である血清アルブミンと結合して水溶性を獲得し，血流に乗って各組織に運ばれる．次いで，血清アルブミンから遊離した脂肪酸が脂肪酸トランスポーターにより細胞内に取り込まれる．

　細胞内に取り込まれた脂肪酸は，その安定なC-C結合を切断するために，ミトコンドリア外膜の細胞質側に存在する酵素であるアシルCoAシンテターゼにより触媒され，活性化されたアシルCoAとなる．β酸化に関与している酵素はミトコンドリアのマトリックスに存在するため，細胞質のアシルCoAはミトコンドリアに移行しなければならない．アシルCoAをミトコンドリア内に移行させるにはカルニチンが必要であり，カルニチンとアシルCoAが結合することでミトコンドリア内膜を通過することができる．図3.5のように，ミトコンドリア内に運ばれた飽和脂肪酸のアシルCoAは，FAD（フラビンアデニンジヌクレオチド：デヒドロゲナーゼ，オキシダーゼ，レダクターゼの補酵素として酸化還元反応を触媒する）によって酸化されて不飽和アシルCoAに変換され，水和を経てNAD$^+$（ニコチンアミドアデニンジヌクレオチド：デヒドロゲナーゼの補酵素として最も重要なもので，ピリジン環の一部が還元されることにより水素の移動を仲介する）により酸化されケトアシルCoAになる．さらに，ケトアシルCoAはチオール開裂してアシルCoAとアセチルCoAを生成する．アセチル

> **♠ コラム7　脂肪酸から産生される ATP の量 ♠**
> 　アセチル CoA は炭素数2の分子であるため，一回の β 酸化によって炭素数が2少ないアシル CoA が生成される．したがって，炭素数が偶数の脂肪酸の場合，脂肪酸の炭素数÷2の数だけのアセチル CoA, NADH（NAD の還元型），FADH$_2$（FAD の還元型）が生みだされ，FADH$_2$, NADH は電子伝達系に入り，それぞれ 2ATP と 3ATP が作られる．たとえば，パルミチン酸1分子当たり 2×7+3×7=35 分子の ATP が β 酸化で産生される．続いて，アセチル CoA 1分子が TCA サイクルで酸化されると ATP 12 分子が生成するので，1分子のパルミチン酸からはここで 12×8=96 分子の ATP が産生されることとなり，β 酸化の 35 分子とあわせて，合計 131 分子の ATP が産生される．しかし，ミトコンドリア内に入る前にパルミチン酸が活性化されるために1分子の ATP が消費され，また，その際生じた AMP を ATP に戻すために，1分子の ATP が必要なので，131−2=129 分子の ATP がパルミチン酸の分解によって正味産生されたことになる．
> 〔戸谷永生〕

CoA は TCA サイクルに入って ATP（アデノシン三リン酸；代表的な高エネルギーリン酸化合物，呼吸や解糖あるいは発酵の過程で生成したエネルギーは最終的には ATP の形で蓄積され，必要に応じ，他の生合成反応や運動などのエネルギー源として利用される）を産生する．他方のアシル CoA はさらに β 酸化をくり返し受ける．

　天然に存在する不飽和脂肪酸は，9位や12位などに *cis* 二重結合をもつものが多いので，β 酸化の進行に伴い奇数位に二重結合がある場合は 3-*cis* 中間体を，偶数位に二重結合がある場合は 2-*cis* 中間体を生成する．いずれの中間体もイソメラーゼの作用により 2-*trans* 体に変換されて通常の β 酸化系に入る．しかし，不飽和脂肪酸の β 酸化においては，分子中の既存の不飽和結合の場所に β 酸化が進んだとき，不飽和化反応が必要ないため，FADH$_2$ は生成しない．したがって β 酸化の結果として産生される ATP の量は，飽和脂肪酸の β 酸化の場合と比較して少ない．

3.2.3　ケトン体

　糖尿病患者は血中の糖を取り込めなくなって，糖を利用することができない．また，健常人でも空腹（飢餓）時では糖が不足して肝臓で糖分解が不活発になる．

```
アセチル CoA ⇌ アセトアセチル CoA
                    ↓↑
                  アセト酢酸 ──→ 血中へ
    ↓↑              ↓↑
  アセトン       β-ヒドロキシ酪酸
    ↓               ↓
  呼気中へ         血中へ
```

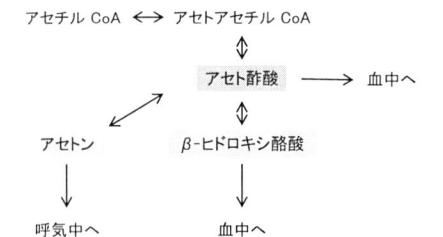

図 3.6　ケトン体の代謝

この場合，脂肪組織から遊離した大量の脂肪酸がアルブミンとの複合体の形で肝臓などに動員され，β 酸化を受けてエネルギーを供給する．

しかし，糖分解系が不活発な状態では，TCA 回路で必要となる中間体の量が不十分で，同回路の回転が制限される．

その結果，β 酸化で生じたアセチル CoA が過剰となるが，血中には移行できず，他の臓器に届けられない．そのため，肝臓などではアセチル CoA はケトン体に変換される（図 3.6）．ケトン体とは，アセト酢酸，β-ヒドロキシ酪酸，アセトンを指し，水溶性であり，全身を巡ることができる．肝臓では代謝されないケトン体は，筋肉，脳，腎臓に運ばれ，再びアセチル CoA に変換されて TCA 回路で代謝される．とくに，脳の主なエネルギーは糖であり，糖が利用できない場合はケトン体が脳の唯一の代替エネルギー源になる．

3.2.4　各器官に特異的に必要となる脂質

エイコサペンタエン酸（EPA；eicosapentaenoic acid，IUPAC の正式名称は 5, 8, 11, 14, 17-icosapentaenoic acid，イコサペンタエン酸）やドコサヘキサエン酸（DHA；docosahexaenoic acid，4, 7, 10, 13, 16, 19-docosahexaenoic acid）を離乳ラット，家禽などに与えると，リノール酸よりも選択的に骨組織に取り込まれる．実験動物では，魚油はリノール酸に富む油脂よりも骨の形成と発育に必要なインスリン様成長因子（IGF-I；insulin-like growth factors，インスリン様成長因子，ソマトメジン C とも呼ばれ，70 個のアミノ酸からなる単鎖ポリペプチド）の血中濃度を高める．アラキドン酸（AA；arachidonic acid，5, 8, 11, 14-icosatetraenoic acid）に由来するプロスタグランジン（PGE_2）は造骨細胞での IGF-I の合成と分泌を促進する．EPA に由来する PGE_3 も造骨細胞での IGF-I の合成促進作用がある．母体や母乳から供給される DHA と AA は胎児や新生児の発育，とくに脳や視覚の機能の成熟に必須である．

3.3 必須脂肪酸

　脂肪化学の父と後に呼ばれるようになったシェブルー（M. E. Chevreul）は，1813－1823年に脂肪が脂肪酸とグリセロールのエステル様結合物であることを見出し，パルミチン酸，ステアリン酸，オレイン酸などの脂肪酸を発見した．その後，脂質分析の技術が進歩し，1844年にリノール酸，1887年にα-リノレン酸が発見された．アラキドン酸は1909年に肝臓の脂質から，日本においては1935年にイワシ油から発見された．

　1929年，米国ミネソタ大学のバー（Burr）夫妻は幼弱ラットを無脂肪食で飼育したところ，2～3か月後に落屑を伴う皮膚炎を発症し，次いで壊死をきたすことを見いだした．ラットの体重は増加せず，生殖能力の低下，飲水量の増加，尿量の低下がみられ，数か月後までに衰弱して死亡してしまった．これらの症状はパルミチン酸やオレイン酸の補給では治癒しないが，リノール酸やα-リノレン酸で治癒することがわかり，さらにAAやγ-リノレン酸，EPA，DHAなどの多価不飽和脂肪酸にも同様の効果のあることが見いだされた．そこで，動物体内では十分な量が合成されず，動物の成長・発育や皮膚機能，生殖能力，その他のさまざまな生理機能の維持に必要な脂肪酸として必須脂肪酸の概念が生まれた．ハンセン（Hansen）らは，ヒト新生児に脱脂粉乳をベースとした無脂肪食を与えると皮膚症状が現れ，リノール酸を加えると皮膚症状が改善することを1958年に報告している[11]．

　生物は，体内の糖質とタンパク質から飽和脂肪酸であるパルミチン酸を，そしてさらに鎖長延長反応によりステアリン酸を生合成できる．次いで，ステアリン酸にΔ^9不飽和化酵素（カルボキシ基の炭素から数えて9番目と10番目の炭素間において脱水素反応を触媒する酵素）が作用し一価不飽和脂肪酸であるオレイン酸が生成される．このあと植物では，カルボキシ基の炭素から数えて12番目と13番目の炭素間に，次に15番目と16番目の炭素間に二重結合が生成して，それぞれリノール酸やα-リノレン酸が作られる．ところが，これら12番目と13番目の炭素間と15番目と16番目の炭素間に二重結合を作る不飽和化酵素をわれわれ高等生物はもっていない．n-3系およびn-6系多価不飽和脂肪酸は生体に欠

図 3.7 n-9系, n-6系, n-3系脂肪酸の代謝経路

n-9系脂肪酸

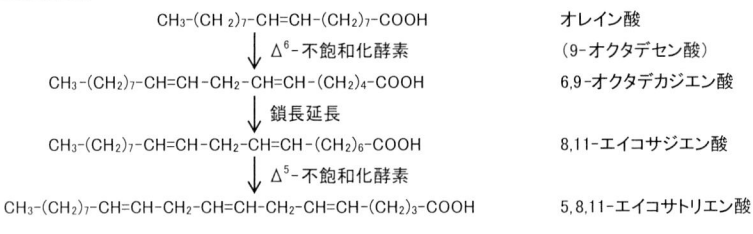

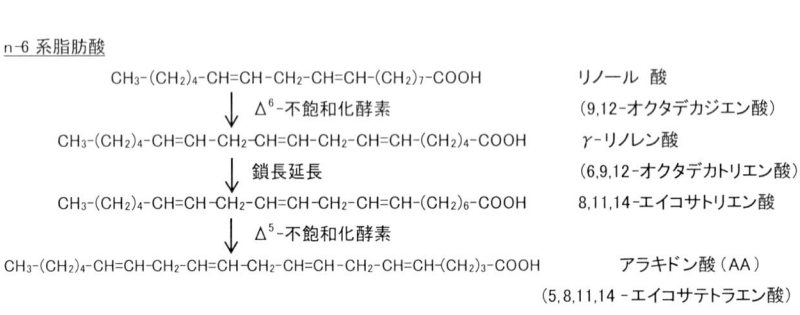

CH$_3$-(CH$_2$)$_7$-CH=CH-(CH$_2$)$_7$-COOH　　オレイン酸
　　↓ Δ^6-不飽和化酵素　　　　　　　　　　（9-オクタデセン酸）
CH$_3$-(CH$_2$)$_7$-CH=CH-CH$_2$-CH=CH-(CH$_2$)$_4$-COOH　　6,9-オクタデカジエン酸
　　↓ 鎖長延長
CH$_3$-(CH$_2$)$_7$-CH=CH-CH$_2$-CH=CH-(CH$_2$)$_6$-COOH　　8,11-エイコサジエン酸
　　↓ Δ^5-不飽和化酵素
CH$_3$-(CH$_2$)$_7$-CH=CH-CH$_2$-CH=CH-CH$_2$-CH=CH-(CH$_2$)$_3$-COOH　　5,8,11-エイコサトリエン酸

n-6系脂肪酸

CH$_3$-(CH$_2$)$_4$-CH=CH-CH$_2$-CH=CH-(CH$_2$)$_7$-COOH　　リノール酸
　　↓ Δ^6-不飽和化酵素　　　　　　　　　　（9,12-オクタデカジエン酸）
CH$_3$-(CH$_2$)$_4$-CH=CH-CH$_2$-CH=CH-CH$_2$-CH=CH-(CH$_2$)$_4$-COOH　　γ-リノレン酸
　　↓ 鎖長延長　　　　　　　　　　　　　　　　（6,9,12-オクタデカトリエン酸）
CH$_3$-(CH$_2$)$_4$-CH=CH-CH$_2$-CH=CH-CH$_2$-CH=CH-(CH$_2$)$_6$-COOH　　8,11,14-エイコサトリエン酸
　　↓ Δ^5-不飽和化酵素
CH$_3$-(CH$_2$)$_4$-CH=CH-CH$_2$-CH=CH-CH$_2$-CH=CH-CH$_2$-CH=CH-(CH$_2$)$_3$-COOH　　アラキドン酸（AA）
　　　　　　　　　　　　　　　　　　　　　　　　　　（5,8,11,14-エイコサテトラエン酸）

n-3系脂肪酸

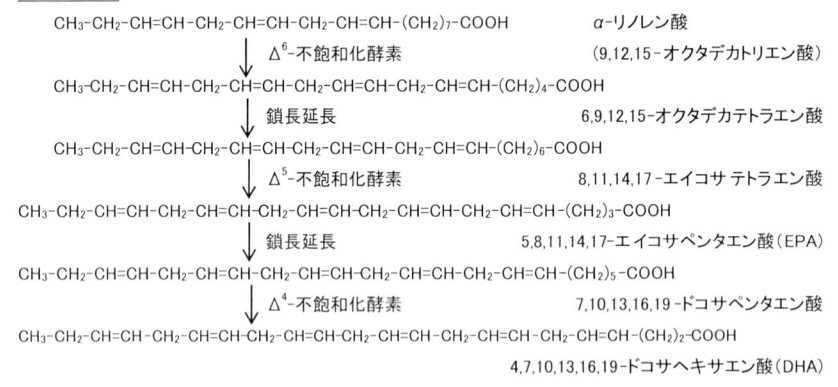

CH$_3$-CH$_2$-CH=CH-CH$_2$-CH=CH-CH$_2$-CH=CH-(CH$_2$)$_7$-COOH　　α-リノレン酸
　　↓ Δ^6-不飽和化酵素　　　　　　　　　　（9,12,15-オクタデカトリエン酸）
CH$_3$-CH$_2$-CH=CH-CH$_2$-CH=CH-CH$_2$-CH=CH-CH$_2$-CH=CH-(CH$_2$)$_4$-COOH
　　↓ 鎖長延長　　　　　　　　　　　6,9,12,15-オクタデカテトラエン酸
CH$_3$-CH$_2$-CH=CH-CH$_2$-CH=CH-CH$_2$-CH=CH-CH$_2$-CH=CH-(CH$_2$)$_6$-COOH
　　↓ Δ^5-不飽和化酵素　　　　　　8,11,14,17-エイコサテトラエン酸
CH$_3$-CH$_2$-CH=CH-CH$_2$-CH=CH-CH$_2$-CH=CH-CH$_2$-CH=CH-CH$_2$-CH=CH-(CH$_2$)$_3$-COOH
　　↓ 鎖長延長　　　　　　　　5,8,11,14,17-エイコサペンタエン酸（EPA）
CH$_3$-CH$_2$-CH=CH-CH$_2$-CH=CH-CH$_2$-CH=CH-CH$_2$-CH=CH-CH$_2$-CH=CH-(CH$_2$)$_5$-COOH
　　↓ Δ^4-不飽和化酵素　　　　　　7,10,13,16,19-ドコサペンタエン酸
CH$_3$-CH$_2$-CH=CH-CH$_2$-CH=CH-CH$_2$-CH=CH-CH$_2$-CH=CH-CH$_2$-CH=CH-CH$_2$-CH=CH-(CH$_2$)$_2$-COOH
　　　　　　　　　　　　　　　4,7,10,13,16,19-ドコサヘキサエン酸（DHA）

図 3.7　n-9系, n-6系, n-3系脂肪酸の代謝経路

くことができない重要な生理機能をもち，しかもそれら多価不飽和脂肪酸への出発物質であるリノール酸やα-リノレン酸をわれわれはまったく生合成できないことから，リノール酸やα-リノレン酸は必須脂肪酸と呼ばれる（図 3.7）．同様に体内で，必要とされる十分な量の AA が産生されないという観点から，AA も必須脂肪酸であるとする考え方もある．

上述のように，必須脂肪酸が欠乏すると成長阻害，生殖能力の欠如，脱毛，皮膚の水透過性の亢進など広範な症状が現れる．これらの症状のほとんどは，生体膜機能の異常とエイコサノイド（局所ケミカルメディエーター）のアンバランスで説明されている．一方，リノール酸には皮膚からの漏水を防ぐスフィンゴ脂質の化学構造の一部になるという特別な役割もある．

リノール酸の必要量は総摂取エネルギーの1～2%（2～5 g/日），α-リノレン酸は0.4%（1 g/日）程度であるが，日本人が一般的な食餌を摂取しているかぎり欠乏することはない．具体的には，米飯（白米）約150 gに（茶碗2杯）に1.5 g，食パン2枚に0.4 g，肉100 gに1.5 g，鶏卵1個に0.7 g，食用油20 gに7.8 g，マヨネーズ7 gに1.3 gのリノール酸が含まれている．α-リノレン酸は，食用油や魚介類，野菜，海藻類に比較的多く含まれる．近年ではリノール酸摂取過剰により発生するとされる諸症状が問題視されている．

3.4 油脂・脂肪酸の生理機能

必須脂肪酸が動物の成長・発育や皮膚機能の維持，生殖能力の維持，その他のさまざまな生理機能の維持を発揮することはすで3.3節に述べた．本項では，それ以外の近年提唱されている油脂・脂肪酸の生理機能について紹介する．

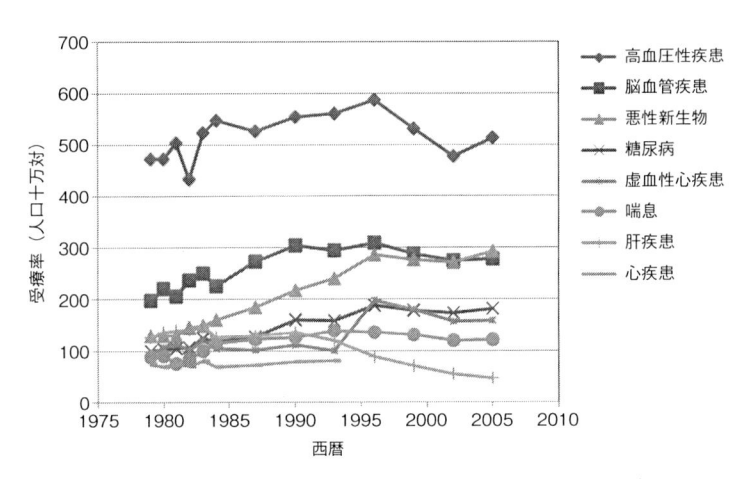

図3.8 受療率の推移（厚生労働省「患者調査」2007年に基づく）

厚生労働省の発表している受療率調査結果をみると，慢性疾患のうちで高血圧・脳血管疾患・悪性新生物（ガン）・糖尿病・喘息・肝疾患・心疾患が1955年から急激に増加した．しかしその後，図3.8のように上記疾患から肝疾患を除くすべての疾患はほぼ横ばいで高止まりしている．奥山らはリノール酸とα-リノレン酸との摂取バランスがこれらの慢性疾患のいくつかを予防・低減し，さらに学習能を高く保つ可能性があること報告しているので，以下3.4.1〜3.4.6にそれらを紹介する．

3.4.1 アレルギー

近年，花粉アレルギーの成人患者が増え，小児においてはアトピー性の湿疹や喘息，食物アレルギーなどが深刻な問題となっている．アレルギー症状のもととなるアレルゲンが身体に入ると，肥満細胞などに結合し，活性化して刺激となる．それに伴い肥満細胞からヒスタミンやロイコトリエンが放出され，これらが気管支収縮による喘息状態や血管透過性をあげて鼻づまり，粘液分泌の上昇をひき起こす．このロイコトリエンは，前駆体である多価不飽和脂肪酸の種類により2つの系統で生成される．n-6系脂肪酸から生成するロイコトリエンは活性が強く，n-3系列脂肪酸から生成するものは活性がはるかに弱いため，必須脂肪酸としてはリノール酸よりもα-リノレン酸の摂取が勧められると報告された．

3.4.2 脳梗塞・心筋梗塞

従来，血管にコレステロールなどが蓄積されることによって血栓ができると考えられてきた．デンマーク領グリーンランドの住民の病気の記録に基づき，イヌイットとデンマーク人の血栓発症率を比較したところ，イヌイットでは脳・心筋梗塞がデンマーク人に比べ顕著に少なかった．デンマーク人はリノール酸系列を多く含む動物性食品を多く摂取し，イヌイットはα-リノレン酸系列を多く含む魚類や海獣類を主食にしており，コレステロール摂取量はイヌイットの方が多かった．このことより，血小板の固まりやすさ「凝集能」の方がコレステロールよりも重要な因子であると考えられた．血管壁の内側に一層の内皮細胞があり，傷害を受けるとコラーゲンという繊維状タンパク質が露出する．血小板がこれに触れると活性化され，血小板の中にトロンボキサンが生成し，血小板凝集を促進

するほか，血管壁を収縮させる．その結果，血液が通り難くなり血栓ができやすくなる．一方，内皮細胞ではプロスタグランジンIが作られ，トロンボキサンの作用を抑える．したがって，トロンボキサンの活性が上がりプロスタグランジンIの活性が落ちると，血栓ができやすくなる．これらはAAとEPAの両方から作られるが，血栓性疾患での悪玉のトロンボキサンは前者から作られやすく，後者からは作られにくい．また，たとえ作られても，悪玉作用が非常に弱いことがわかった．善玉のプロスタグランジンIはどちらからも作られる．したがって，AAを減らしEPAを増やすと，血栓ができ難くなり，心筋梗塞や脳梗塞になり難いと結論された．他方近年，n-6系脂肪酸を主構成脂肪酸とする油脂を多量に含む食餌を摂取したとき，酸化ストレスをとくに高齢者に与えるのではないかとの懸念が提出されている．

3.4.3 境界域高血圧

収縮期血圧が140〜160 mmHg，拡張期血圧が90〜95 mmHgを境界域高血圧と呼ぶ．現在,高血圧患者は多く,この境界域高血圧患者も増えている．しそ油(リノール酸が13%，α-リノレン酸が65%) とサフラワー油 (リノール酸が80%，α-リノレン酸が1%以下) を高血圧ラット，脳卒中易発症性ラット，普通血圧ラットのそれぞれに与えたところ，前2種のラットのしそ油投与群の方がサフラワー油投与群に比べて血圧の上昇が抑えられた．普通血圧ラットに対しては餌中の脂肪酸が違ってもほとんど影響がなかった．すなわち，α-リノレン酸を豊富に含むしそ油は高血圧を下げるが正常血圧は下げないことが示唆された．

3.4.4 ガン

各国の乳ガン死亡率と脂肪摂取量の関係を調査すると，脂肪摂取量が多いほど死亡率が高く，穀類やイモ類など糖質の摂取量が多いほど死亡率が低い．ガン細胞が血流中に運ばれ，ある組織に付着して増殖するとき，血小板が深く関わっている．すなわち，血小板でできるプロスタグランジンI_2を増やして凝集抑制すると，ガンの転移が減少するという報告が出された．また，血小板の凝集がn-3系の脂肪酸で抑制されるため，しそ油とサフラワー油をラットに与え，ガン細胞を静脈より注入し，肺にできた転移結節の数を比較した．その結果，普通食群とサ

フラワー油食群との間に有意差はなかったが，しそ油食群では他の二群に比べて有意に転移が少なく，α-リノレン酸が転移を約 40% 抑制することが示唆された．

3.4.5 出血性脳卒中・寿命

脳卒中ラットにしそ油食あるいはサフラワー油食を離乳時より与えて飼育した結果，しそ油食投与群の方がサフラワー油食投与群よりも 10〜15% 低い血圧を示した．しそ油食投与群の平均寿命はサフラワー油食群よりも 17% 長く，統計的に有意であった．また，しそ油食投与群では血小板はじめ多くの組織で EPA や DHA の量が増えており，脳卒中ラットに対し延命効果を示した．

3.4.6 学習能・認知症

サフラワー油としそ油をそれぞれ含む精製飼料をラットに与え，その子を同じ餌で飼育して，11 週齢のときに明度を識別する学習能試験を行った．その結果，

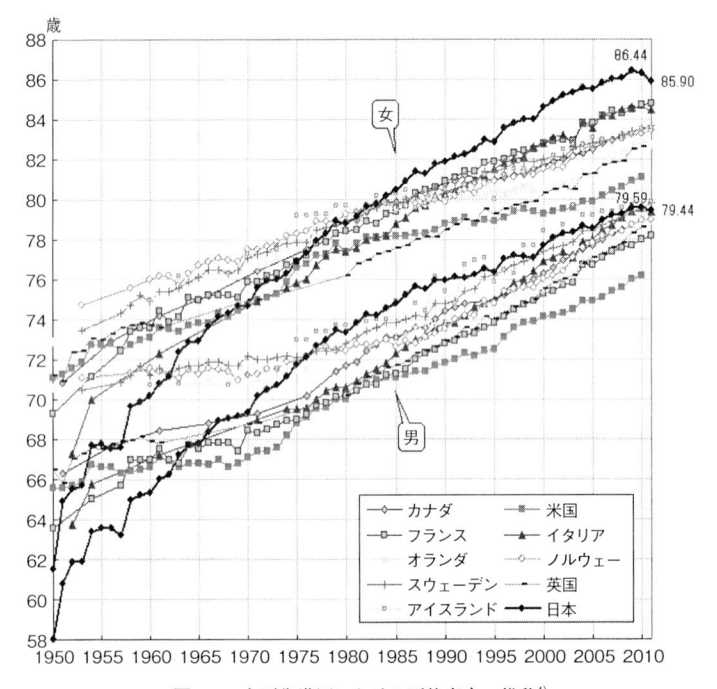

図 3.9 主要先進国における平均寿命の推移[4]

しそ油食投与群の方がサフラワー油食投与群よりも学習能が高かった．さらに，老齢ラットを用いて学習能試験を行い，正反応率をみたところ，しそ油食投与群の方がサフラワー油食投与群よりも学習能が高い結果が得られた．したがって，しそ油食投与群を長期に投与すると，老齢時にも学習能を高く保つことができると結論された．

一方，我が国の平均寿命は男女共に戦後急速に増加した（図3.9）．これは生活レベルの向上に伴い，摂取する栄養の質が向上したことが大きな要因のひとつであることに間違いはない．事実，1950年頃から動物性タンパク質の摂取量が

表3.2　世界の1人1日あたりの平均脂肪供給量

	A：動物性脂肪（g）	B：植物性脂肪（g）	C：脂肪合計 A＋B（g）	A％＝A/C×100
世界	35.4	44.2	79.6	44.5
先進国	63.1	59.8	122.9	51.3
開発途上国	28.0	40.0	68.0	41.2
アメリカ	71.5	83.9	155.4	46.0
イギリス	80.1	54.6	134.7	59.5
イタリア	71.2	85.0	155.1	45.9
フランス	106.4	62.0	168.3	63.2
スペイン	65.8	90.9	156.6	42.0
ドイツ	83.2	58.7	141.9	58.6
ロシア	49.1	36.6	85.7	57.3
カナダ	71.9	76.5	148.4	48.5
オーストラリア	71.6	60.8	132.3	54.1
日本	34.5	51.7	86.2	40.0
韓国	32.2	50.9	83.1	38.7
北朝鮮	10.9	23.9	34.8	31.3
中国	54.1	42.3	96.4	56.1
タイ	20.7	30.5	51.2	40.4
フィリピン	29.2	19.4	48.6	60.1
インド	13.6	39.7	53.3	25.5
香港	73.1	59.4	132.5	55.2

出典：国連食糧農業機関（FAO）2003年．

上昇し，それに伴い平均脂肪エネルギー比も徐々に上昇した．世界137か国の脂肪摂取量（消費量）と平均寿命の関係が調査され，1日あたりの摂取量125gまでは摂取量と寿命は正の関係にあることが報告されている．

　脂肪摂取量のデータは日本を含め少数の国にしか存在しない．表3.2は脂肪摂取量を，供給量の数値により国際的に比較したものである．供給量には摂取量とともに廃棄量も含まれており，摂取量より大きな数値となる．日本人の1日あたりの脂肪（動物性脂肪＋植物性脂肪）供給量は先進国の平均値の70％に止まっている（2003年）．日本の男性の平均寿命は世界4位，女性は2011年には世界1位の座から転落し（東日本大震災の影響が原因とする説もある．阪神淡路大震災の発生した1995年にも急激な低下が認められる．2012年には香港の女性よりも再び0.1歳高い値となった），香港が男女平均で世界1位の長寿国となった．香港では日本における脂肪供給量および動物性脂肪比よりもはるかに多いため，摂取量も勝ると推定される．この点からは，脂肪摂取量と寿命は正の関係にあることがうかがわれる．

　近年，メタボリックシンドロームの予防のために脂肪摂取量の低減が叫ばれているが，3.2.1項に述べたとおり，日本人の摂取カロリーは平均値1,888 kcal/日（男性2,120 kcal/日，女性1,690 kcal/日）であり，世界的にみても決して高い値とはいえない．脂肪摂取量も平均54.1 g/日で脂肪エネルギー比も平均25％程度である（図3.10）．したがって，欧米の半分程度しか脂肪を摂取していない日

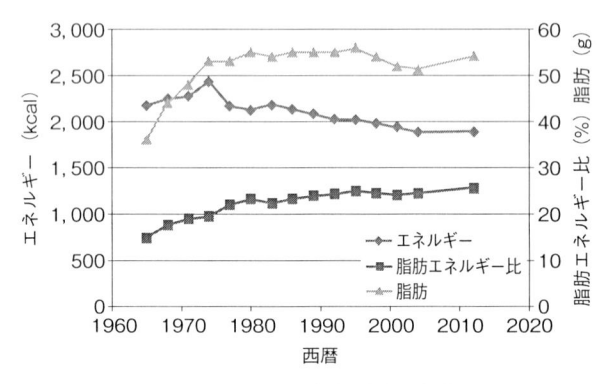

図3.10　日本人の脂肪の摂取の推移
（厚生労働省「国民健康・栄養調査」平成24年に基づく）

本人に，欧米での脂肪過剰摂取の害を外挿することは誤りであるとする報告もある．寿命が長いことと慢性疾患をもたず健康であることは必ずしも同義ではない．健康は，環境（地域，職場，対人関係，世相など），衛生（医療制度，生物学的，精神的など），栄養，運動量，年齢，生活レベル，遺伝，経済など，多数の要因が複雑に絡み合った結果であり，個々の事象の要因を整理した一層の研究が必要であると考えられる．

3.5 調理・食品加工における油脂の役割

3.5.1 熱媒体

揚げ物や炒め物をする際，油脂は熱媒体として用いられる．油脂としては，大豆油，なたね油（キャノーラ油），サフラワー油，ごま油，パーム油，オリーブ油，豚脂（ラード）などが利用されている．また，これらの油脂を調合した油脂，たとえば大豆油となたね油からなる調合油が広く市販されており，大手外食店は独自の調合油組成を開発することにより風味の特徴を創出している．

加熱温度は140℃〜200℃の範囲が選択されているが，170〜180℃で加熱されることが多い．140℃前後に加熱した油脂に，ごく短時間食材をくぐらせる（油通し）と，食材の温度むらがなくなり，熱が入りやすく，食材内部の旨みを閉じ込めることができる．

油脂は200℃以上の高温に加熱することができ，油脂がフライパンやフライヤー底面全体に広がることにより調理温度を均一にできる．すなわち，油脂はガスレンジや電磁調理器で発生する温度むらを防ぎ，調理する食品中の水分を短時間に蒸発させ，澱粉のα化を行うことができる．しかし，油中で加熱することにより，食品の表面に油脂が残留し，天ぷらの衣の場合，その重量の40%前後が油脂分となる．

3.5.2 離型

炒め物やたこ焼きに油脂を用いると，油脂が薄く耐熱性のある膜を作り調理器具への焦げ付きを防止できる．金属とタンパク質の間では，50℃以上になると熱凝着反応がはじまるが，油脂が介在すると熱凝着を防げる．また，米の主成分で

ある澱粉も60℃以上で糊化がはじまり，粘りが出てくる．パラパラした状態の炒飯やサフランライスなどを作るときに接着力を緩和するのも油脂である．ゆで上がったスパゲッティーに油脂をかけ混ぜれば，麺同士の付着も防げる．ステーキやお好み焼きを焼く際にも油脂は焦げ付きを防ぎ，はがれやすくし，グラタン皿やケーキの型にサラダ油やバターを塗ることも同じ役割である．さらに，パン生地の分割や焼成時に離型性を向上する目的で油脂が用いられる．

3.5.3 嗜好性の向上

油脂には食品の味をまろやかにする，コクを与える，食感を向上させるなどの機能がある．チョコレート（カカオ脂），パンやケーキ（バター，ショートニング，マーガリン，オリーブ油など），天ぷらやフライ（なたね油，大豆油，ごま油，調合油，オリーブ油，ラード，パーム油等），スナック菓子，炒め物，サラダなど，食品加工や調理の際に油脂が必須となるものは数多い．

チョコレートが口に入れられ体温まで温められるとすぐに溶けだす．これはTAG構成脂肪酸として1, 3位にパルミチン酸やステアリン酸（飽和脂肪酸），2位にオレイン酸やリノール酸（不飽和脂肪酸）が主体となるカカオ脂の特徴を生かしたものである．油脂はパンやケーキ，スナック菓子に風味や旨味を加え，炒め物では油脂のもつ風味を料理に与えるほかに香りや色をつけることができる．天ぷらやフライ（コロッケやフライドポテト）においては，香ばしい香り（ディープフライフレーバー）に加えて，さくさくした歯ごたえの食感を生み出す．また，魚の臭いは焼く，あるいは煮るよりも，油脂で揚げることにより生臭さを低減することができる．

油脂そのものと酢を混ぜてつくったドレッシングはサラダの調味料として使われる．香りの強いタマネギやピーマンなどは油脂をかけることにより，刺激をマスクすることができる．卵黄と酢・油脂・塩を十分に攪拌してマヨネーズが作られる．ドレッシングとは異なり，半固体であるため使い勝手がよい．特に生野菜を食べやすくし，風味をそえる．食材として使用されることもある．生活習慣病対策として，近年は油脂の分量を減らしたマヨネーズが上市されている．調味料として使う風味油には，オリーブ油やごま油など，油脂原料に由来する風味をもつ油脂と，辣油やネギ油などのように香りのある野菜（トウガラシ，ネギ）を油

脂に入れ 100℃ 位で加熱して香りを油脂に移したものがある．これらの風味油は料理の味を引き立てる役割をもっている．ニンニク（大蒜）の旨味を油脂に溶かしだす調理法は中華料理やイタリア料理の定番である．さらに，アラキドン酸（AA）を少量添加した食用油でフライすると，油の切れがよい上に，臭みもなく揚げ物をからっと揚げることができ，揚げ物にコクを与えることがわかり，AAを含む組成をもったフライ油が市販されている．パスタをゆでている時に油脂を添加するか，ゆで上がった麺に油脂を少量かけて和えておくと，全体に艶と風味を与えることができる．

3.5.4 食品の物性・組織形成

加熱した油脂中で短時間に加熱調理することにより，天ぷらの衣のように多孔質の食品が得られる．油脂は伸張性のよいパン生地を作るだけでなく，焼成時によく膨らみ，パンのボリュームを大きくする．これは，油脂の潤滑作用によってグルテンの伸びを助け，発酵によって発生するガスの保持に寄与するためである．ボリュームが大きいとオーブン中で火通りも良くなり，焼き上がったパンがふっくらと香ばしくなる．何層にも生地が重なったパイを作る際にも油脂は必須である．独特の豊かな食感はケーキや料理に欠かせない．

油脂を起源とする食品添加物に食品添加用乳化剤があり，モノアシルグリセロール（MAG），ショ糖脂肪酸エステル，ソルビタン脂肪酸エステル，プロピレングリコール脂肪酸エステルなどが汎用されている．油脂に乳化剤を用いることによって，物性の制御が容易となり，乳化液の安定性・起泡性が向上する．ホイップクリームやスポンジケーキはこの特性を利用した食品である．逆に，豆腐，ジャム，キャンディーなどを作る過程で発生する泡を抑制するために，低 HLB（hydrophile-lipophile balance，親水性-親油性比）の乳化剤が用いられることもある．また，乳化剤には澱粉の老化を抑制する効果があり，パンの柔らかさ維持の目的で使われている．この他に，ココア粉末や粉末クリームの湿潤剤，カルシウム強化牛乳のカルシウム分散剤，油溶性ビタミンの可溶化剤，チョコレートの白化（ファットブルーム）防止剤，即席カレールーの固着防止剤，麺の付着防止剤，缶コーヒーに含まれる乳タンパクの変性防止剤として乳化剤が利用されている．

3.5.5 保存性の向上

　油脂を用いて食材を140℃〜200℃で揚げることによって，殺菌および酵素活性を失活させるとともに水分を徹底的に蒸発させて腐敗を防ぎ，長期保存することも可能となる．しかし，黄色ブドウ球菌が食品中に産生する毒素（エンテロトキシン）は，分解温度が200℃を超えるため注意を要する．油脂で揚げる麺や菓子（ポテトチップス，揚げ煎餅，かりんとうなど），さつま揚げは保存性を向上した代表的な食品である．油脂の配合が多いパンは比較的日持ちする．また，ツナ缶詰などにおいて油脂は水分の蒸発と空気との接触を防ぐことで保存性を向上することができる．ただし，油脂とくに多価不飽和脂肪酸を構成脂肪酸とする油脂を用いて揚げ調理・加工をした場合，油脂に酸化防止剤を添加し，油脂製品に脱酸素剤や窒素封入などの，食品包装の工夫がなされても，油脂の自動酸化を完全に防ぐことは容易ではない．　　　　　　　　　　　　　　　　　〔戸谷永生〕

文　　献

1) 板倉弘重編（1999）．脂質の科学（食品成分シリーズ）朝倉書店．
板倉弘重（2009）．多価不飽和脂肪酸と疾患．月刊治療学，2009年8月号．
2) 奥山治美（1989）．油　このおいしくて不安なもの．農文協．
3) 蒲原聖可（1998）．ヒトはなぜ肥満になるのか．岩波書店．
4) 柴田　博（2013）．オレオサイエンス，13(1), 17-23.
5) 奈良信雄（2003）．エッセンシャル人体の構造・機能と疾病の成り立ち．医歯薬出版．
細谷憲政監修，武藤泰敏編著（2002）．消化・吸収―基礎と臨床―．第一出版．
6) 村松陽治編（2012）．生化学第2版（エキスパート管理栄養士養成シリーズ）化学同人．
7) G. A. Bray, and C. Bouchard eds. (2004). *Handbook of Obesity—Etiology and Pathophysiology Second Edition*, Marcel Dekker, Inc.
8) B. Holub (2013), *INFORM*, **24**(1), 25-27.
9) M. Logli (2013), *INFORM*, **24**(4), 206-209.
10) P. Sinnett, and S. Lord (1983). Proceedings of 2nd Regional Congress, International Association of Geronotology, Asia/Oceania Region.
11) A. J. Kluyver and H. J. L. Donker (1926). *Chem. Zelle Gewebe*, **13**, 134-190.

4 食用油脂の製造と加工

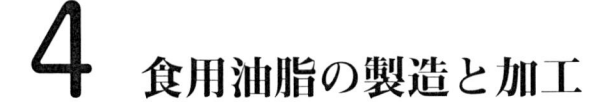

❧ 4.1 油脂原料と搾油 ❧

4.1.1 油脂原料
a. 搾油原料の種類と特徴
　2012（平成24）年度にわが国で搾油された国産及び輸入油脂原料の総量は約498万t，内訳は大豆（193万t），ナタネ（241万t），ゴマ（9.3万t），綿実（2.3万t），デンプン製造工程から発生するコーンジャーム（トウモロコシ胚芽，19万t）ならびに精米時に発生する米ぬか（33万t）である．その他，主に工業用のアマニ3千tなどである．輸入大豆及びナタネの搾油量は全体の約87%を占めており，国産原料では米ぬか（6.5%）以外の原料（大豆，ナタネ，落花生）はいずれも1千t未満である[1]．

　油脂原料としての重要な要件は第一に安価で安定して多量に確保できることである．また，含有油分が多いこと及び油分より多く発生する脱脂粕に付加価値と大量に使用する用途があることも重要である．その他に保存性や品質が安定していることも要件のひとつである．

　そのような観点から大豆，ナタネは油脂原料として上記のような要件を備えていると言える．大豆，ナタネは天候により生産量は変動するが，概ね多量かつ安定して確保できる．しかし油分や粗タンパク質の含量及び品質も生産量と同様に天候によって変動し，採算や製造にも影響を与える．

　原料価格は需給バランスやその他の要因で決まるが，近年は発展途上国の需要の増加に伴い原料価格は高止まりの傾向にある．

　大豆の場合，油分の歩留まりは20%弱であり，脱脂大豆粕が75%以上発生す

る．脱脂大豆粕の粗タンパク質含量は 44〜48% と高く，アミノ酸バランスも良いので大部分が配合飼料の主要原料のひとつとして約 13〜15% 配合されている．その他にも醸造用や植物性タンパク原料など，優れた用途がある．

　一方，ナタネは油分の歩留まりが 40% 以上あり，大豆の 2 倍以上であることから，採油面からすると大豆より優れている．脱脂ナタネ粕は脱脂大豆粕に比較し，粗タンパク質含量は 35% 程度とやや低く，配合飼料用原料としては 4〜5% しか配合されていないが，それでも脱脂ナタネ粕生産量の 70% 以上は配合飼料に使用されており，その他にもお茶，かんきつ類などの肥料としての用途がある．大豆油，ナタネ油は汎用植物油としての優れた特性をもっているが，脱脂粕の用途がなければ大豆，ナタネの製油産業は成立は難しい．

　原料の貯蔵中の品質安定性という観点からみると大豆，ナタネは通常 1〜2 ヶ月間は貯蔵されるが，この程度の期間では品質の劣化は少なく，保存安定性は良い．

　一方，国内原料である米ぬかは水分を 12% 以上含む場合，精米後の米ぬかに含まれる油分の加水分解が急速に起こり，酸価の上昇が速く保存性は非常に悪い．米ぬかは集荷後，速やかに搾油する必要があるが，米ぬかの集荷は小口が多く，短時間のうちに搾油されないこともある．そのため，搾油された原油の酸価は他の原料と比較して非常に高く，とくに夏場には原油酸価が 30 近くになる場合あり，原料の保存性に難点がある．コーンジャームも米ぬかほどではないが保存中の酸価上昇は速い方である．

　同様に国内では搾油されていないが，パーム油は原料果房中のリパーゼ活性が高いので収穫後，迅速に酵素の失活処理をしないと酸価が急激に上昇する．そのため，栽培地の近くで搾油されて原料の輸出はない．

b．原料の入庫と貯蔵

　日本で搾油する大豆原料はほぼアメリカとブラジルから輸入される．アメリカ大豆はコーンベルト地帯や中西部が主要生産地である．その流通については大豆農家が収穫後，自家倉庫やサイロに保管するか，カントリーエレベーター（農場の近辺に立地している小規模のサイロ）にもち込む．

　ここから主にトラックや貨車でリバーエレベーター（川沿いにある中規模のサイロ）に集められる．さらにバージ（艀）を使用してミシシッピー河口のニューオーリンズ近辺（ガルフ地区）のポートエレベーター（大規模の輸出用保管サイ

ロ）に集積される．ポートエレベーターよりパナマックス級＊といわれる大型の穀物運搬船で日本や各国に輸出される．

＊パナマックス級：パナマ運河を通過可能な船舶をいう．穀物船では約7万tの船舶もある．

大西洋，太平洋側にも積出港はあるがその取扱量は多くない．アメリカの穀物は主にカーギル社やADM社のような穀物メジャーといわれる会社によって取引されている．

ブラジル大豆は生産地の大部分が内陸部であるため，輸送は主に貨車を使用して港に運搬される．ブラジル大豆の場合，日本までの航海日数が40日以上かかり赤道を通過して来るので熱による品質劣化を起こしやすい．

一方，ナタネ原料は主にカナダとオーストラリアから輸入されている．カナダナタネ（キャノーラ＊と称している）は生産地からトラックでカントリーエレベーターに運ばれ，貨車を利用して大部分はバンクーバー港のポートエレベーターに貯蔵され，日本その他の国に輸出される．ヨーロッパ向けには五大湖周辺のポートエレベーターから出荷される．ナタネ原料の場合はパナマックス級でなくハンディタイプといわれる35,000tクラスの船が使用される．

＊キャノーラ：従来種のナタネを低エルカ酸（2%以下）及び低グルコシノレート含量（30 μmol/g以下）に品種改良したものを言う．

日本に到着した原料は植物検疫所などの検査ほか，諸手続き後，貯蔵サイロに荷揚げされる．大豆，ナタネ原料は大量に搾油されるため，近代的な大型製油工場は臨海地帯に立地しており，工場敷地内や臨海地に自社または営業サイロが建設されている．近年は製油工場の大型化に伴い，貯蔵サイロは鋼板製またはコンクリート製で貯蔵量1,000～2,000t程度のビン（単一槽）が数十槽からなる大容量のものが多い．

入港した本船から工場への原料の荷揚げに使用されている主な設備は吸い上げ式のニューマテックアンローダーやビューラー社の垂直型のチェーンコンベヤーによる掻き揚げ方式である．ニューマテックアンローダー式は，作業効率は良いが消費電力が大きい．一方，チェーンコンベヤー式は，作業性は悪いが消費電力は少ないという特徴がある．荷揚げ後，ベルトコンベヤーまたはチェーンコンベヤーなどでサイロへ移送されてホッパースケールなどで計量された後，貯蔵される．

原料は貯蔵中に温度が上昇すると結露，発熱，カビの発生や固化して変質するので日常の管理が大事である．とくに，鋼板製サイロは断熱に十分に配慮する必要がある．大型工場では原料は通常1カ月前後，長い場合には2カ月程度貯蔵される．そのため，水分の多い原料及び航海中に水濡れを起こした原料の長期貯蔵を避け，分離して貯蔵するなど細心の管理が必要であり，日々貯蔵温度を監視して温度が上昇した場合にはできるだけ早く使用するか，必要に応じてサイロを移し替えて品質劣化を防止する．

原料の品質，とくに油分や粗タンパク質などの含有量は採算上非常に重要である．収穫年度の天候により収穫量のみならず，油分や粗タンパク質含量にも変動がある．アメリカ大豆の輸出規格には油分，粗タンパク質含量はないが，輸入される大豆の窒素分は概ね5.6～5.7%であり，悪い場合は5.6%を下回る年度もある．

カナダナタネの生産地は高緯度にあるため，種子が十分成熟する前に霜害を受けやすい．霜害を受けた未成熟な種子はクロロフィル含量が30 ppmを超えることもあり，精製工程で脱色性が悪いなどの弊害を引き起こす．その点オーストラリア産のナタネはほぼ成熟後に収穫されるのでクロロフィル含量は概ね10 ppm以下である．

4.1.2 搾油工程

搾油は油脂原料から油分を採油する工程で，大きく区分すると効率的に品質の良い油脂を採油するための前処理工程，採油（抽出，圧搾）・脱溶剤処理工程ならびに脱脂粕を製品に仕上げる後処理工程に分けられる．

表4.1 主な油脂原料の含油率（%）

原　料	含油率	原　料	含油率
大豆	16～22	ゴマ	35～55
ナタネ	38～44	トウモロコシ*	40～55
綿実	15～25	オリーブ	40～60
ヒマワリ	28～47	パーム	45～50
サフラワー	25～45	—	—

＊コーンジャーム

4.1 油脂原料と搾油

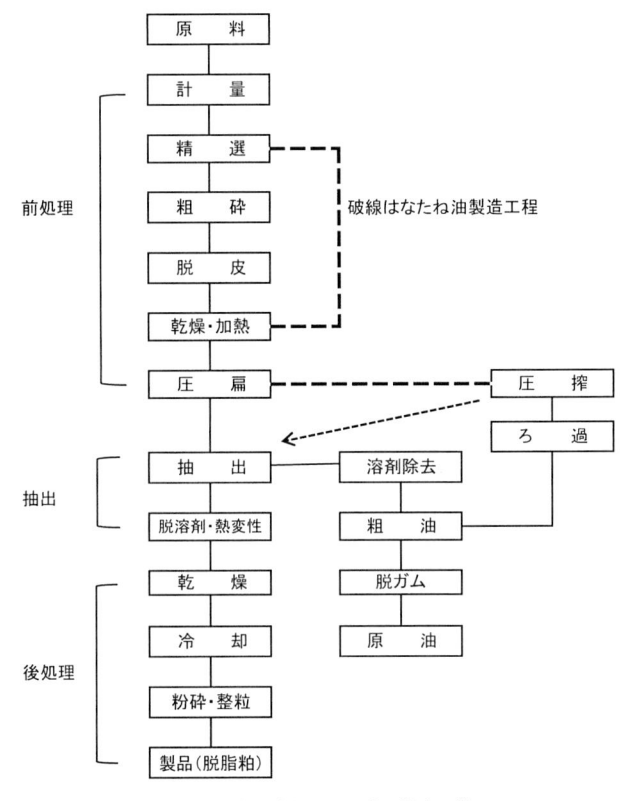

```
                    ┌─────────┐
                    │  原 料  │
                    └────┬────┘
                    ┌────┴────┐
                    │  計 量  │
                    └────┬────┘
                    ┌────┴────┐
                    │  精 選  │┈┈┈┐
                    └────┬────┘    ┊
                    ┌────┴────┐    ┊
          前処理    │  粗 砕  │    ┊ 破線はなたね油製造工程
                    └────┬────┘    ┊
                    ┌────┴────┐    ┊
                    │  脱 皮  │    ┊
                    └────┬────┘    ┊
                    ┌────┴────┐    ┊
                    │乾燥・加熱│┈┈┈┘
                    └────┬────┘
                    ┌────┴────┐         ┌─────────┐
                    │  圧 扁  │┈┈┈┈┈┈┈│  圧 搾  │
                    └────┬────┘         └────┬────┘
                         │                   ┌────┴────┐
                         │◁┈┈┈┈┈┈┈┈┈┈┈│  ろ 過  │
                    ┌────┴────┐  ┌─────────┐  └─────────┘
          抽出      │  抽 出  │──│ 溶剤除去 │
                    └────┬────┘  └────┬────┘
                    ┌────┴────┐  ┌────┴────┐
                    │脱溶剤・熱変性│  │  粗 油  │
                    └────┬────┘  └────┬────┘
                    ┌────┴────┐  ┌────┴────┐
                    │  乾 燥  │  │ 脱ガム  │
                    └────┬────┘  └────┬────┘
          後処理    ┌────┴────┐  ┌────┴────┐
                    │  冷 却  │  │  原 油  │
                    └────┬────┘  └─────────┘
                    ┌────┴────┐
                    │粉砕・整粒│
                    └────┬────┘
                    ┌────┴────┐
                    │製品(脱脂粕)│
                    └─────────┘
```

図 4.1　大豆油となたね油の製造工程

油脂原料からの採油法には，ゴマのような油分の多い原料は圧搾機を使用して物理的に油を搾り取る圧搾法，大豆のように油分の割合少ない原料では溶剤を使用する化学的な抽出法，ナタネのように両方法を合わせた圧抽法がある．オリーブの場合は圧搾法であるが熱を加えないコールドプレス法と言われる圧搾法で行われる．主要油脂原料の含油率[2]及び大豆油やなたね油の製造工程の概略を表 4.1, 図 4.1 に示した．

a. 前処理工程

1) 原料の精選　大豆・ナタネ原料中には小麦やトウモロコシのような穀粒の他にサヤ，茎，雑草の種子，土砂，金属片などの夾雑物が混入している．精選はこれらの夾雑物を除去して，製品品質を改善することや小石や鉄片により高速

で回転するロールなどの機械類を破損・損傷から保護すること及び火花による発火などの事故防止をするために行う．

　日本で搾油用に輸入しているアメリカ大豆は主にアメリカの輸出規格の No. 2 グレードの大豆であり，その夾雑物の混入規格は 2% 以内となっている[3]．精選は大きさによって分離する振動篩，比重差を利用するグラビレーター，軽いものを除去する風力分級機及び金属を除くマグネットセパレーターなどが使用される．除去効果は処理量と装置の大きさに関連し，処理量に合わせた適正な装置を選択する必要がある．

　2）**粗砕・脱皮**　　大豆は油分を抽出する際，効率的に油分を採油するためフレーク状に圧扁するが圧扁の前に大豆をスジのついたロール（破砕ロール）で 1/4〜1/8 分割程度に粗砕する．高タンパク質含量が要求される飼料用ハイプロティンミールや醸造用ミールを製造する場合，原料の粗タンパク質が低いときには脱皮が必要になる．脱皮は大豆を 1/4〜1/8 分割に粗砕・加熱した後，スジロールやゴムロールを使用して豆皮を分離して風力分級機で子葉と分離する．脱皮率を上げるためには分級をくり返す．一方，ナタネの場合，脱皮は行われていない．

　3）**加　熱**　　大豆やナタネ原料は圧扁する前に加熱してタンパク質を変性させると，圧扁する際に柔軟性をもったフレークができる．加熱はロータリーキルン式や攪拌機の付いた竪型加熱装置が使用されている．加熱が不十分，または過剰になると，柔軟性がなくなりフレークの割れや粉末量が増加する．フレーク中に粉末が多いと抽出効率に影響するので適切な加熱が必要となる．

　4）**圧　扁**　　加熱し粗砕した大豆はフレーク状に圧扁するが，フレーク厚は抽出効率に密接な関係があり，壊れ難いフレークを作る必要がある．フレーク厚は 0.2〜0.3 mm 程度に管理することが望ましく，厚すぎると抽出効率が悪くなり抽出粕中の残油分が多くなる．反面，薄すぎると割れや粉末化が起こり，抽出の際，溶剤の通りを阻害して抽出効率や溶剤切れの悪化を起こす．また，粉末が多いと製品品質が悪くなる．搾油された粗油中の微粉はストレーナーのつまりを頻発させ，作業性の悪化をもたらす．均一な厚さのフレークを製造するためにはロールの管理が重要で摩耗した場合には定期的に研磨して平滑にする．

　ナタネの場合も加熱し，組織を破壊し，圧搾しやすいように圧扁するが，大豆同様に加熱しすぎると微粉ができやすくなる．

b. 採油（抽出，圧搾，圧抽法）・溶剤処理工程

1) 抽出法 抽出法は溶剤を使用して採油する方法で，機械的（物理的）な採油方法である圧搾法に比較して化学的な採油方法である．

①抽出： 油脂原料から油脂を抽出するのに使用される溶剤は日本では食品添加物として認められている工業用ヘキサンである．工業用ヘキサンの主成分は沸点が約68℃のノルマルヘキサンである．その工程は油脂を抽出する工程，溶剤と油脂を分離する溶剤蒸留工程，脱脂粕中の溶剤を除去する工程，溶剤を回収する工程からなり，圧搾法に比較して工程は複雑である．さらに引火性の強い有機溶剤を使用するため，防爆性の機器・器具の使用や漏えい防止などの安全対策が重要である．

抽出には浸漬法と貫流法がある．浸漬法は処理量の少なかったころに行われていたが，現在はあまり使用されていない．浸漬法を改良したバッテリー抽出法は今でも一部，米ぬかの搾油に使用されている．

貫流法は金網またはスクリーン上にフレークを投入して上から溶剤をかけて油分を溶出させ，下部に抜き出す（パーコレーション）方法である．大豆油の抽出には大型の連続式抽出機が使用されており，日本では公称能力日産2,000 tのものがあり，外国にはデスメット社がアルゼンチンに建設した7,000～8,000 tクラス抽出機があるといわれる[4]．

抽出機にはロートセル式，デスメット式，クラウン式，ルルギ式など種々あるが，日本ではロートセル型抽出機の使用が多い．抽出機の機種は異なっても基本的な抽出原理は変わらない．図4.2に代表的な抽出機の略図を示した．

ロートセル型抽出機は回転式抽出機であり，原料フレークは上から隔室に投入され，溶剤を上からかけて油分を抽出する．フレークと溶剤は向流的に動き，抽

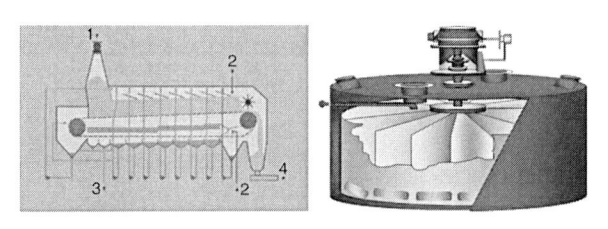

図4.2 抽出機の構造[4]
（左）デスメット抽出機（デスメット社提供）（右）ロートセル抽出機（三菱化工機提供）

出の最後の方で新鮮な溶剤がかけられる．抽出時間は概ね 40～60 分で最後の 10～15 分は溶剤切り時間で溶剤はかけられない．抽出が終わると隔室の底のセルドアが開いて抽出粕はポッパーに排出され，スクリューコンベアなどで脱溶剤機に送られる．

　デスメット型抽出機は原料が投入口から順次下流に向かって水平方向に移動する抽出機で，移動する間に溶剤がかけられる．フレークの動きと溶剤は向流しており，新鮮な溶剤が出口に近い部分でかけられる．抽出された油分はスクリーンを通して下部のポッパーにたまり，ポンプで油脂と溶剤の分離工程に送られる．デスメット型の抽出及び溶剤切り時間はロートセル型抽出機とほぼ同程度である．抽出された油脂中には油溶性の不ケン化物や色素なども同時に抽出されてくる．

　抽出効率は万遍なく溶剤がかけられることやパーコレーションの良否に関係するが，細かなフレークは溶剤の流れを阻害する．また，フレークの厚さや形状は抽出粕中の残油分に大きく影響する．工程が適切に管理された場合，脱脂フレーク中の残油分は 0.5% 程度まで低下する．

　②溶剤の回収： 抽出された油分は溶剤との混合物（ミセラという）で，原料フレークと使用する溶剤の比率で変動するが，一般的には油分の濃度は 30% 前後である．ミセラ中には油分の他にリン脂質や色素などの微量成分も含まれる他，微粉も含まれている．微粉は蒸留する前にフィルターや液体サイクロンで除去する．

　ミセラは多段蒸発缶（エバポレーター）で 90% 以上の溶剤を蒸発させ，油中に残存した溶剤は充填物を詰めたストリッパーでさらに除去する．凝縮・回収したヘキサンは抽出工程に戻し，再使用される．

　③脱脂粕の脱溶剤： 抽出機を出た脱脂粕中には 30～40% の溶剤が含まれているので，竪型の脱溶剤機（主にデソルベンタイザートースター：DT）で脱溶剤と熱変性を行う．DT の上部に投入された溶剤を含んだ脱脂粕は塔内を下降する間に水蒸気を吹き込まれ，溶剤は留去される．DT 内を下降するに従い，脱脂粕は付着水分と熱による湿式加熱で，タンパク質の熱変性が起こる．この熱変性が不十分であると脱脂大豆粕の場合はトリプシンインヒビターのような成長阻害物質，ナタネの場合はミロシナーゼのような酵素が残存し，飼料効率を低下させ

表 4.2 大豆の蒸煮状態と水溶性タンパク質の残存率及びウレアーゼ活性

	水溶性タンパク質 (%)	ウレアーゼ活性度
適正蒸煮	14.2	0.20
過度蒸煮	5.1	0.05
蒸煮不十分	41.6	1.70
蒸煮しないもの	76.2	1.90
生大豆	76.4	1.75

る．脱脂大豆の適正な熱変性度は NSI（nitrogen solubility index，水溶性窒素指数）10～20 程度といわれる．大豆の蒸煮と水溶性タンパク質及び豆類に含まれる尿素分解酵素であるウレアーゼの活性の関係を表 4.2 に示した[5]．

脱溶剤後の溶剤の回収では，一部気化した溶剤をコンデンサーで凝縮させる．さらに未凝縮の溶剤蒸気は流動パラフィンに吸収させ，その後蒸留により回収して抽出機に戻す．溶剤ロスの管理は安全上，採算上からも重要であり，よく管理された抽出工程では溶剤ロスは 1% 以下である．なお，食品用脱脂大豆はタンパク質の変性を極力起こさないように水蒸気による脱溶剤ではなく加熱ヘキサン蒸気を利用し，脱溶剤をしている．

2) 圧搾法 圧搾法はゴマのように油分の多い油脂原料を機械的に圧搾して採油する方法であり，抽出法が開発される以前は多くの油脂が圧搾によって採油されていた．古来より，長木，しめ木法といった圧搾法によって採油されていたが，スクリュープレスを使用した圧搾法が開発され，連続して圧搾できるようなり急速に発展した．大量搾油に使用されている圧搾機であるエキスペラの構造を図 4.3 示した[6]．

エキスペラはウオームといわれるスクリューをゲージバーが取り囲んだ円筒型をしており，ケージバーは出口の方の間隔が狭くなっている．投入されたナタネフレークは出口に向かってスクリューで押し出される間に圧搾され，油分はこの

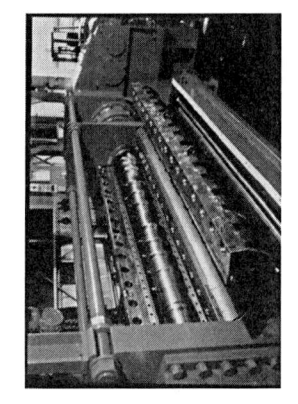

図 4.3 エキスペラ内部構造（(株) スエヒロ EMP 提供）

ケージバーの隙間より機外に排出される．

圧搾法では，エキスペラに投入する前に圧扁したナタネをクッカーといわれる多段式加熱機で蒸気吹き込み加熱してタンパク質を変性させ，搾油効率を上げる．エキスペラに入る前の温度は概ね 100℃ 前後である．

3）圧抽法 　圧抽法は圧搾法と抽出法を組み合わせた方法で，なたね油の搾油に広く利用されている．圧搾工程では絞りすぎると圧搾機に負荷がかかり，処理量が減少するともに圧搾粕が細かくなる．また，圧搾負荷が少ないと残油分が多くなり，抽出工程の負荷が多くなる．そのため，圧搾での残油率は 15〜20％ までにすることが望ましい．

c. 後処理工程（脱脂粕製造工程）

脱溶剤された脱脂粕は乾燥・冷却した後，最終的に粒度を揃え，製品脱脂粕（ミール）にする．

脱溶剤機を出た脱脂粕は内部に加熱管を備えたロータリー式乾燥機などで乾燥され，水分を 12〜13％ 程度に調整する．乾燥後，竪型冷却器（クーラー）で常温近くに冷却される．最近では乾燥と冷却の両方を備えたドライヤー・クーラーがある．ミールを十分冷却しないと，保管中に水分が蒸発結露して，ミールが固化することがある．醸造用や飼料用高タンパク質脱脂大豆は原料中の粗タンパク質が低い場合は脱皮だけでなく，乾燥工程で水分をより下げないと脱脂大豆の粗タンパク含量を確保できない場合がある．最終的に脱脂粕は篩分機（sifter：シフター）や粉砕機で飼料用や醸造用脱脂大豆の粒度に整粒して製品にする．大部分の飼料用脱脂大豆粕やナタネ粕は専用のダンプカーで出荷されるが，自社や近隣の飼料工場に直接コンベアでも搬送される．醸造用の場合もダンプカー輸送が多いが，肥料用や特殊な用途と同様に 20 kg の紙袋もある．ナタネ脱脂粕の約 70％ は飼料用でダンプカーによる出荷が多いが，肥料用ナタネ粕は多くは紙袋である．

文　　献

1) 農林水産省総合食料局油脂課編（2012）．平成 24 年度農林水産省油糧需給実績．
2) 日本植物油協会刊行（2012）．わが国の油脂事情 2012 年版．
3) アメリカ大豆輸出規格．
4) 三菱化工機（株），デスメット社資料．
5) 日本油化学会制定（2013）．基準油脂分析試験法 2013 年度版．

6) （株）スエヒロ EPM 資料.

4.2 精製と品質管理

　搾油した油脂中（粗油）には原料の茎やサヤの微細繊維，タンパク質，色素や微量成分などの不純物が含まれており，これらは風味，臭い，色相，揚げ物した場合の熱安定性や保存安定を悪くし，そのままでは製品に適さない．精製はそれら不純物を除去し，用途に適した製品油に仕上げる工程である．

　一般的な精製工程は図 4.4 のようであるが，原油の種類や用途によりすべての工程を経ないものもある．

　近年の大豆やなたね油のようにワックス成分の少ない油脂は脱ロウを行わなくても JAS のサラダ油規格をクリアーできる．また，ロウ成分の多い米油では脱酸後に脱ロウを行っている．風味が大事なごま油はオリーブ油と同じように脱酸などの精製を行わず，微細な夾雑物やオリをろ過などで除去する．パーム油はアルカリ脱酸を行わず，脱臭時にで遊離脂肪酸を除去する精製法が採用されている．

4.2.1　脱ガム工程

　脱ガムは主にガム状の粘着物質（ガム質，主成分はリン脂質）を粗油から遊離させて除去する工程であるが，同時に油脂中に残存するタンパク質や炭水化物および夾雑物（ファイン）なども除去される．

　ガム質の主成分であるリン脂質は親油性と親水性の両親媒性を有し，油脂中の水分が少ない場合，油脂に溶解しているが一定以上の水分があると水和して油脂に溶解せず遊離する．

　脱ガム法には水を加えて水和反応

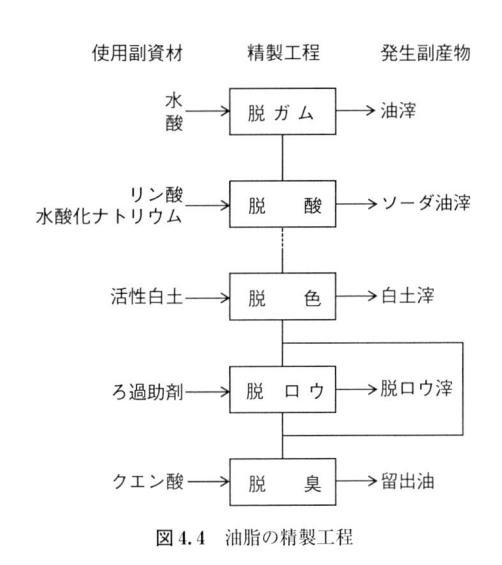

使用副資材	精製工程	発生副産物
水	脱ガム	油滓
リン酸 水酸化ナトリウム	脱酸	ソーダ油滓
活性白土	脱色	白土滓
ろ過助剤	脱ロウ	脱ロウ滓
クエン酸	脱臭	留出油

図 4.4　油脂の精製工程

を利用する水分離法，水と共に 0.05〜0.1% 程度のリン酸，シュウ酸，クエン酸などを添加する酸分離法や，水蒸気を吹き込みガム質を沈殿させる水蒸気分離法などがある．水と酸を併用した方がリン脂質の除去効率は良いが，酸による装置の腐食もあり，水脱ガム法が主流である．

脱ガムではダメージを受けた原料やカルシウムやマグネシウムなどの金属と結合したリン脂質は水和脱ガムされ難い．そのため希薄な酸を添加して脱ガムすると除去効率が上がる．しかし，リン脂質は油脂と水の両方に親和性を示すので完

◆ コラム 8　リン脂質とは ◆

　脂質には TAG のようにアルコールと脂肪酸のエステルからなる単純脂質に加えて，分子中にリン，硫黄，窒素，糖などをを含む複合脂質（極性脂質）があります．その中で分子中にリンを含むリン脂質は代表的な複合脂質で，動物の脳や神経組織の細胞に多く存在すると共に動植物の生体膜や細胞膜の重要な構成成分となっています．また，分子中に親水基と疎水基をもつ両親媒性物質であり，天然の界面活性剤として広く利用されています．リン脂質はアルコールに脂肪酸，リン酸，塩基などが結合した構造をもち，アルコール部分によってグリセリン骨格をもつグリセロリン脂質と長鎖アミノアルコールであるスフィンゴシン骨格をもつスフィンゴリン脂質に分類されています．下図に示したように，グリセロリン脂質にはグリセリンの sn-3 位にリン酸が結合したホスファチジン酸，さらにリン酸部分にコリン，エタノールアミン，セリン，イノシトールなどが結合したホスファチジルコリン，ホスファチジルエタノールアミン，ホスファチジルセリン，ホスファチジルイノシトールなどがあります．また，スフィンゴリン脂質としてはスフィンゴミエリン，スフィンゴエタノールアミンなどが知られています．　　　　　　　　　　〔原　節子〕

CH$_2$OCOR$_1$	CH$_2$OCOR$_1$	x:-CH$_2$CH$_2$N$^+$(CH$_3$)$_3$	Phosphatidylcholine : PC　ホスファチジルコリン
CHOCOR$_2$	CHOCOR$_2$	x:-CH$_2$CH$_2$NH$_2$	Phosphatidylethanolamine : PE　ホスファチジルエタノールアミン
CH$_2$OCOR$_3$	CH$_2$PO$_4$X	x:-C$_6$H$_6$(OH)$_5$	Phosphatidylinositol : PI　ホスファチジルイノシトール
		x:-CH$_2$CH(NH$_2$)COOH	Phosphatidylserine : PS　ホスファチジルセリン
Triacylglycerol	Glycerophospholipid　グリセロリン脂質	x:-H	Phosphatidic acid : PA　ホスファチジン酸

全に分離することは不可能である．通常，ガム質の 10〜15% 程度は脱ガム工程では除去できないと言われている．大豆，なたね粗油は脱ガムを行っているが，とうもろこし油やこめ油の場合には一部を除いて脱ガム工程を行わず，脱酸時に除去している企業もある．

脱ガムは粗油に 2〜3% の水を加え，10〜20 分程度水和させた後，80℃ 前後で遠心分離する．遠心分離後，油脂中に残った水分をドライヤーで除去して原油としてタンクに貯蔵する．脱ガム温度は低い方が脱ガム効果は良いが，遠心分離の温度は油脂と水和したガム質の比重差が大きくなるため高い方が良い．反応時間は 10〜20 分程度で十分であり，あまり長くしても効果的ではなく，攪拌効率が良ければ時間は短縮できる．脱ガムが不十分な場合は脱酸油中のリン脂質の残存率が高くなり後工程に影響する．

分離されたガム質は抽出油滓と言われるが，大豆抽出油滓は乾燥してレシチン（リン脂質混合物）を製造するか脱溶剤機に戻して脱脂粕に添加する．なたね抽出油滓はほぼ全量脱脂粕に戻している．大豆レシチンを製造する場合，粗油中の微細な夾雑物はレシチンが濁る原因になるのでミセラまたは粗油をろ過して夾雑物を除去する．油滓の乾燥にはルワーの薄膜乾燥機などが使用されるが，乾燥温度が高すぎると暗赤色のレシチンになる．レシチンは良好な乳化剤でチョコレート，マーガリンや製菓・製パンなどに広く使用されている．

4.2.2 脱酸工程

脱酸は主に油脂中の遊離脂肪酸を除去する工程であるが，同時に残存するリン脂質や微量の金属も一部除去される．しかし，トコフェロールなどやステロール類はほとんど除去されない．主な油種の原油中の遊離脂肪酸含量（酸価，acid value；AV））は表 4.3 のようであるが，同じ油脂でも新穀の酸価は低いが，旧穀（端境期）になるにつれて酸価は上昇する．また，原料中の水分や収穫後の乾燥方法，サイロや倉庫での保存方法によっても酸価は変動する．

脱酸方法にはバッチ法，半連続法，連続法などがあるが，現在は連続してライン中でアルカリを添加し，高

表 4.3 主な油脂原油の酸価

油　種	酸　価
大豆・ナタネ・ヒマワリ・サフラワー	1〜3
トウモロコシ	4〜10
米ぬか	10 以上

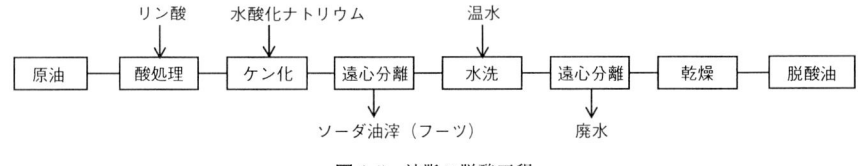

図 4.5 油脂の脱酸工程

速で攪拌して短時間でケン化反応させ，遠心分離するショートミックス法が主流となっている．脱酸時のケン化反応は遊離脂肪酸だけでなく油脂自体（トリアシルグリセロール）もケン化されて歩留りが減少するので，強力に攪拌して油脂とアルカリの接触時間を短縮し，十分に遊離脂肪酸を中和させてただちに遠心分離してフーツ（油滓）の分離を行う．

酸価の高い油脂ではアルカリ脱酸では歩留まりが悪いので，高温高真空下で脂肪酸を蒸留する蒸留脱酸法もある．脱酸工程を図 4.5 に示した．

脱酸工程では初めに通常の脱ガム処理では除去されなかったカルシウムやマグネシウムと結合した難脱ガム性のリン脂質を除去しやすくするため，原油に少量の酸（主にリン酸）を添加し，ガムコンディショニングを行う．添加するリン酸の濃度は 75〜85%，添加量は 0.05〜0.1% 程度であり，高速攪拌してリン脂質と接触させてガム質を溶出させる．酸処理に続いてアルカリを添加して遊離脂肪酸をケン化するが，このケン化は歩留まりと品質に密接に関係する．

遊離脂肪酸を中和するのに使用されるアルカリ（水酸化ナトリウム）濃度は油種，酸価により決定する．使用量は添加した酸及び遊離脂肪酸を中和させるに必要量より多少過剰量とするが，原油品質によって変更する．とうもろこし油やこめ油のように酸価の高い原油の場合，水酸化ナトリウムの濃度は高濃度（15〜20%）を，大豆油，なたね油のように酸価の低い場合は低濃度（10〜15%）のものを使用する．濃度が高く，接触時間が長いほど遊離脂肪酸だけでなく油脂もケン化されロスが多くなる．

遊離脂肪酸との反応温度はケン化ロスを防ぐためにできるだけ低い方が好ましいが，ショートミックス法の場合には 80〜90℃ の高温でラインミキサーやスタテックミキサーなどで高速攪拌して油脂と水酸化ナトリウムとの接触効率を高めて，短時間で反応させてただちに分離する．

遊離脂肪酸をケン化後，油脂とセッケン分（油滓）を分離するが，分離には遠

4.2 精製と品質管理

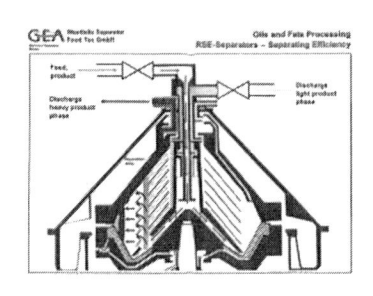

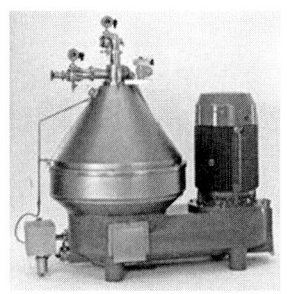

図4.6 遠心分離機の構造
（GEA ウエストファリアセパレータージャパン社提供）

心分離機が使用される．現在，世界的に使用されている遠心分離機は主にウエストファリア社製とデラバル社製のものがある．ウエストファリア社製の遠心分離機の外観と内部構造を図4.6に示した[1]．油脂とセッケン分は高速で回転する分離板で比重差により分離される．

遠心分離の効率は処理流量，分離圧，分離板の汚れ具合などの条件によって異なり，適正な条件を見出す必要がある．効率的に遠心分離されているかは分離油中の濁りやセッケン分及び油滓中の油脂量を調べる．通常，遠心分離後セッケン分は大豆油，なたね油で：100～400 ppm，とうもろこし油：100～500 ppm 程度である

分離されたソーダ油滓は硫酸分解され，粗脂肪酸製造の原料として利用されている．

アルカリ脱酸した油脂中にはわずかなセッケン分やアルカリが残存するので脱酸分離油に 10～30% の温水を加えて撹拌して油脂から遠心分離する．

水洗は1～2回行われるが，水洗後の油脂中のセッケン分は50 ppm 以下にすることが望ましい．また，水中に含まれるカルシウムやマグネシウムが脂肪酸と反応し，カルシウムセッケンなど（金属セッケン）を生成して油脂中に残存したり，または機器に付着するので水洗にはできるだけ軟水を利用する方がよい．

水洗後の油脂中には水分が～0.3% 程度存在するので，減圧したドライヤーで乾燥して除去する．脱酸は精製工程の中で非常に重要であり，セッケン分が残存すると脱色油のろ過を阻害するなど脱色工程以降の品質に影響する．

4.2.3 脱色工程

脱色工程は油脂中に含まれるカロテンやクロロフィルなどの色素成分を吸着剤に吸着させて除去して淡色な油脂に仕上げる工程である．同時に脱酸時の残存セッケン分やその他不純物も除去される．

植物油脂の脱色では吸着剤として活性白土を使用するが，原料品質が著しく悪い場合にはまれに活性炭を混合した活性白土を使用することがある．活性炭はクロロフィル系の色素をよく吸着すると言われている．活性白土はモンモリロナイト系の粘土を硫酸や塩酸で処理し，原土中のアルミニウムなどの金属を酸に溶解して化学的に処理した多孔質状の微粉体である．活性白土の種類によっては比表面積は 200〜300m^2/g 程度あり，酸処理の仕方によって比表面積は変わる．強く処理をしたものは吸着容量が大きく，弱い処理は吸着強度が強いといわれている．

活性白土は適正な水分含量（10〜15%）がある方が，水分が蒸発した際に吸着面積が増加するので吸着能は良くなる．活性白土と活性炭のクロロフィルに対する吸着性を表 4.4 に示した[2]．

脱色は常圧または減圧下で行われるが，最近では油脂の品質保持のため，真空ポンプやエジェクター（ejector）を使用して減圧下で行われる．予熱した脱酸油は攪拌機，加熱コイルの付いた脱色槽に送られる．活性白土はスラリー状，または粉体のまま添加される．添加量は 0.5〜3.0% 位であるが油種，活性白土の種類や脱色温度，攪拌効率，反応時間などの条件によって異なるので，脱色油の色相が一定になるように添加量を変える必要がある．現在ではオンラインで色相を監視する装置が導入されている工場もある．

通常，脱色温度は 90〜110℃位で，攪拌しながら色素を吸着させる．脱色温度は油脂の品質的には低温の方が好ましいが，脱色効率は高温の方が良い．しかし，あまり高温にすると油脂の劣化及び遊離脂肪酸が増加する．

表 4.4 活性白土と活性炭のクロロフィルに対する吸着性

	使用量（%）	クロロフィル（ppm）
活性白土	0	12.4
	0.50	4
	1.00	0.37
	1.50	0.29
活性炭	0	16.4
	0.25	3.31
	0.50	1.22
	1.00	0.54

脱水を含めた脱色保持時間は反応槽内での攪拌が十分で均一な接触ができれば20～30分程度である．脱色の効率は脱酸油の性状，活性白土添加量，脱色温度，真空度，攪拌（接触効率），滞留時間（脱色処理量），脱色槽の構造，大きさによっても異なる．

接触反応後，ろ過機で油脂と白土を分離する．ろ過機にはフィルタープレス，リーフフィルターやフンダバックフィルターなどがあるが，その中でもフィルタープレスが最も多く使われている．最近では油脂の漏れの少ない密閉型のろ過機が採用され，廃白土の処理も自動で行えるようになった．

ろ過機に残った白土中には油分が多く含まれており，窒素ガスや水蒸気または空気を使用し，白土中の残油分を減少させるため，ブローを行う．油脂の品質の面から窒素ブローが優れている．ブロー後の廃白土中の残油は20～30%位である．

脱色後にろ過して分離した廃白土には色素を吸着する活性が残っており，これを有効に利用するために予備ろ過に使用して活性白土使用量を低減させる方法が採用されるようになってきている．

脱色効率は装置の稼働条件以外にも原料油（脱酸油）の品質にも大きく影響される．新穀の場合は脱色しやすく，旧穀あるいは劣化した原料から搾油した油は脱色し難い．色素でもカロテン系色素に比較し，クロロフィル系色素は脱色し難い．霜害を受けたナタネから搾油した原油中にはクロロフィル含量が30 ppm以上になることがあり，脱色性は著しく低下する．廃白土はセメントや発酵肥料製造などに利用されている．

4.2.4 脱ロウ工程（脱ロウ，ウインタリング）

一般に広義の脱ロウは油脂を冷却した場合，結晶または濁りを生じさせる物質を除去することであるが，脱ロウは高融点物質［ロウ（ワックス）分］を冷却し，結晶化させ分離除去することを言い，低融点のロウ分や高融点のトリアシルグリセロールを分離することをウインタリングと言っている．ここでは断りのない限り広義的な脱ロウという用語を使用する．

脱ロウの目的は製品油脂を低温で保存した場合の濁りや曇りの発生を防止し，商品価値を高めることである．とくにマヨネーズの場合，結晶化する成分がある

と乳化を破壊して商品の見映えを悪くするので耐寒性の良い油脂を使用することが大事である．そのため，ロウ分の多い油脂は脱ロウを行う．ロウ分の多い油脂のうち，綿実油のロウ分は高融点のトリアシルグリセロールが多く，こめ油は高級アルコールと脂肪酸のエステルであるワックスが多い．現在，なたね油と大豆油は脱ロウなしでもJASのサラダ油規格（0℃の氷浴中に保持した場合，5.5時間以上清澄であることと規定されている）の冷却試験に合格するので，通常は脱ロウを行っていない．主な油脂のワックス含量は下記のようである[3]．

脱ロウは直接または間接的に油脂を冷却し，結晶を析出させて分離する方法と溶剤と混合して冷却後，結晶を分離するミセラ脱ロウ法がある．

冷却は主にタンク内に直接コイルを設置するか，またはジャケットにして冷媒を流して冷却する直接冷却方式である．

ミセラ脱ロウ法はワックス含量の多い油脂をヘキサンやアセトンまたはその混合溶剤に溶解して冷却後ロウ分を析出させて分離する．溶剤を使用するので安全性への配慮やエネルギー費が高い難点がある．

脱ロウは大きなしっかりとした結晶を析出させることが重要である．高融点トリアシルグリセロール成分は低融点トリアシルグリセロールと親和性が強いので結晶の析出が困難であるため徐冷する必要がある．ワックス成分は比較的結晶が析出しやすい．脱ロウの結晶析出は装置及び冷却温度と時間に関係しており，急冷すると結晶が細かくなり，ろ過し難いので冷却温度や時間などの条件を個々に設定する必要がある．

析出した結晶はろ過によって分離するが，ろ過機はリーフフィルターやフィルタープレスのような加圧式ろ過機を使用し，ろ過効率を上げるため，珪藻土のような助剤を使用することが多い．オリバー型ろ過機は回転するドラムに助剤をプレコートし，母液（ろ過する油脂）を流して減圧ろ過する．その際一定の割合でプレコート層を削り，常に新しいろ過面でろ過する．この削る厚さが薄いとろ過

表4.5 代表的な油脂のワックスと不ケン化物量（%）

	ワックス	不ケン化物
こめ油	3～9	3～5
とうもろこし油	0.05	0.8～2.9
ひまわり油	0.01～0.35	0.3～1.2
サフラワー油	微量	0.3～1.5
なたね油	0.0016	0.5～1.2
小麦胚芽油	—	2～6
大豆油	—	0.2～0.5

コラム 9　ロウとは

　脂肪酸とアルコールのエステルである単純脂質には TAG の他，ロウも含まれます．つまり，TAG は脂肪酸とグリセリンのエステルですが，ロウは高級脂肪酸（炭素数 12 以上の脂肪酸）と高級 1 価アルコール（fatty alcohol，炭素数 6 以上の 1 価アルコール）のエステル化物で，蜜ロウ，鯨ロウやホホバ油などが知られています．一般に融点が高く，植物の葉，種子，果実などの表面に保護膜として存在しています．TAG である木ロウや炭化水素系パラフィンワックスも広義にはロウと呼ばれています．

〔原　節子〕

速度は落ちて効率が上がらないが，ろ滓の発生は少なくなるので，状況に応じて変更する．コメ油の脱ロウ滓はロウ分を回収・精製して食品用や工業用ワックスとして利用されている．

4.2.5　脱臭工程

　脱臭は精製の最終工程で油脂中に溶存するアルデヒドやケトンなどの有臭成分，脱色工程までに除去されなかった遊離脂肪酸や色素及び不ケン化物などを高温，高真空下で水蒸気蒸留して除去し，風味良好な最終製品に仕上げる工程である．脱臭でも微量成分の不ケン化物などは比較的除去されにくい．
　脱臭方式は高温，短時間型，低温，長時間型があるが，日本は欧米に比較してサラッとした風味の油が好まれてきたために，高温，長時間方式を採用してきた．しかし，最近ではトランス脂肪酸の問題もあり，脱臭温度を低めで行うところが多くなってきている．脱臭機には少量処理向けのバッチ式や多品種や多量処理に適した半連続式及び多量処理に適した連続式がある．
　現在，主な脱臭機にはガードラー式脱臭機，キャンプロ式脱臭機，ルルギー式脱臭機などがある．ガードラー式脱臭機は日本で一番多く使用されてきたが，近年はガードラー式に比較して真空度が 6 mmHg（≒8×10^{-4} MPa）程度でブースター蒸気使用量も少なくて揮発成分が留出しやすいと言われるキャンプロ式脱臭機（図 4.7）が採用されてきている[4]．
　脱臭効果に影響する要件は，脱臭装置の他に，脱臭温度，時間，真空度，吹き込み蒸気量などであるが，原理的には操作温度を高くして液表面からの揮発性有

94   4. 食用油脂の製造と加工

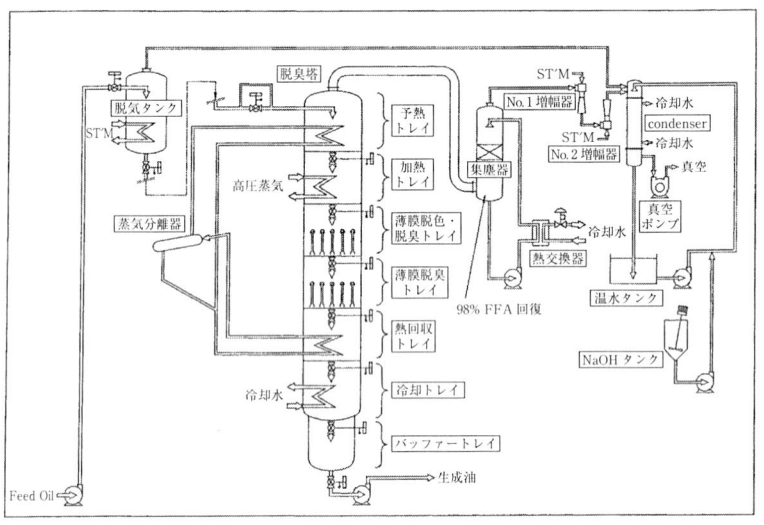

二薄膜式脱臭トレイ

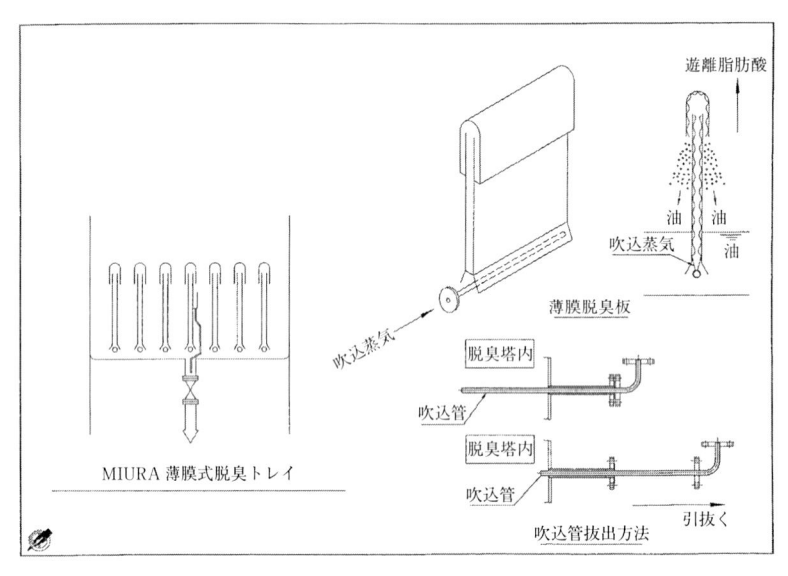

図 4.7 キャンプロ脱臭塔の構造

臭成分の蒸発を容易にするために，全体の圧力を低くすると揮発成分は留出しやすくなる．さらに缶内の圧力と温度に見合った適当な量のストリッピングスチームを吹き込み，油脂の攪拌を十分に行って，油液の圧力の低い油液表面の部分に常に油液が移動するようにする．

脱臭工程の個々の条件

1） 脱臭温度　　脱臭温度は一般的に 240～260℃ である．この温度に加熱するには電気やボイラーによる直接加熱と熱媒体や高圧水蒸気を利用した間接加熱方式があるが，油脂の品質保持の関係から間接加熱が採用されている．近年では安全性の観点から加熱高圧水蒸気による加熱が主流となっている．

高温脱臭は揮発成分を除去しやすくなるが分解生成物も増加し，共役脂肪酸やトランス脂肪酸の生成も多くなる．最近はトランス脂肪酸の生成を低減するため，高温脱臭を避けるようになってきた．高温脱臭はエネルギー消費が多く，製造原価を上げるとともにトコフェロールなどの有用成分を減少させる．

2） 真空度と吹き込み水蒸気量　　分子量の大きい成分を除去する脱臭には真空度は $2～6\,\mathrm{mmHg}$（≒$2.7～8\times10^{-4}\,\mathrm{MPa}$）のような高真空下で行われる．この真空度を達成するためにブースター，エジェクター，バロメックコンデンサーならびに真空ポンプを組み合わせた真空発生装置が使用されている．最近はトランス脂肪酸低減対策のために低温で脱臭するため，より高真空にするようになってきた．

真空度と吹き込み水蒸気量は密接な関係にあり，油脂中の揮発成分を除去するためには真空度を上げるか，吹き込み水蒸気量を増やして攪拌効率を上げ，揮発成分を圧力の低い液表面に移動させることであるが，吹き込み量を増やすと真空度は悪くなる．

さらに，吹き込み量が多すぎると油脂の飛散が増え，シェルドレン（脱臭塔の底にたまる油分）の増加につながる．また，油液の深さも飛散に関係し，深いと攪拌効率が悪くなり，揮発成分が除去され難くなる．そのため，油脂と水蒸気の接触効率を高めることが重要である．脱臭装置により効率よく攪拌を行うように水蒸気の入れ方に工夫がされている．

脱臭時間は一般的には 45～60 分が普通であるが，原油の種類や品質により脱臭時間を変えることがある．サラダ油では白絞油に比較して高温長時間の脱臭が

表 4.6 大豆油の各工程での不ケン化物量変化の一例 (ppm)

	全トコフェロール	ステロール	スクワレン
原　油	1,132	3,870	143
脱ガム油	1,116	3,730	142
脱酸油	997	3,050	140
脱色油	863	3,010	137
脱臭油	725	2,620	89

されてきたが，近年では白絞油の品質がサラダ油に近づき，脱臭条件の差は小さくなっている．

また，脱臭条件によりトコフェロールなどが留去されやすくなり，その割合は他の工程より大きい．各工程での不ケン化物の変化を表4.6に示した[4]．

3) **脱臭時の添加物**　食用植物油の場合，一般的に脱臭工程で油脂中の金属と反応してキレートを形成し，酸化防止相乗剤（シネルギスト）として作用するクエン酸を 20～50 ppm 添加している．

その他に泡立ち防止のためのシリコーンは充填時に添加することがある．ただし，JAS規格の認定を受けた一般消費者向け（家庭用：4 kg 以下）の製品には添加は認められていない．

4) **製品の品質保持**　風味安定性を維持するために脱臭油は真空下から大気圧になる段階で40℃以下に冷却することが望ましい．また，酸化防止のために窒素ガスをライン中に吹き込み，油脂中の溶存空気量を極力防ぐことや製品タンク中に窒素ガスを封入して酸化を防ぐ対策がとられる．

製造直後の油脂製品は風味がよく，色相も非常に淡いが時間の経過とともに劣化して風味が悪くなる．風味劣化の初期の段階を「戻り」と称している．この段階での油脂は，大豆油では少し青草臭などの臭いの発生や味が悪くなる．さらに劣化すると色相は濃くなり，風味は非常に悪くなる．

油脂の風味劣化に関与する要因には酸素，光，温度，金属がある．そのため，風味を良好に維持するためには，これらの要因を排除するか低減させる必要がある．通常，精製油中の金属は 0.05 ppm 以下であるが，残存する金属の中でも銅は鉄の約10倍酸化を促進させるという．そのため，精製過程では微量の金属も十分に除去しておく必要がある．

光（特に紫外線）と温度は酸化に大きく影響する因子である．そのため，風味を長期間維持するためには，酸素透過性の低い容器に密封し，温度の低い暗所で保存することが望ましい．

5） 脱臭留出物の回収　脱臭工程では水蒸気と一緒に主に遊離脂肪酸や有臭成分などが脱臭塔から除去される．これを回収した物質を留出油又は脱臭スカムという．

留出油成分は遊離脂肪酸，ステロール，炭化水素などであり，中にはトコフェロールのような有用物質も含まれているため，それらは回収して利用されている．

〔青貫喜一〕

文　献

1) GEA ウエストファリアセパレータージャパン（株）資料.
2) 鈴木清次他（1985）．油化学, **34**(11), 936.
3) 宮川高明（2008）．食用油製造の実際，幸書房．
4) 菰田衛（1981）．*New Food Ind.*, **23**(9), 4-5.
5) 三浦事務所資料．

◀ 4.3　分　　別 ▶

4.3.1　油脂産業における分別

油脂の改質方法のひとつとして分別と呼ばれる加工技術がある．一般的な動植物油脂の主成分であるトリアシルグリセロールはアシル基の種類やグリセリン骨格に結合する位置の異なる異性体を含め，百数十種類の分子種から構成されている．分別はそれらの分子種を融点あるいは溶剤や融液に対する溶解度の違いを利用して，類似した物性をもつ区分に分画するプロセスである．古くからカカオ代用脂や乳児用粉ミルクに添加する油脂など，付加価値の高い構造脂質の生産に利用されてきたが，近年ではトランス脂肪酸の問題から部分硬化油（部分水素添加油）の代替法としての利用価値も高まっており注目されている．

分別は溶剤を使わずに油脂の融液に対する溶解度の差を利用して融液から結晶を析出させて分画する自然分別と，油脂の溶剤に対する溶解度の差を利用して結晶を析出させて分画する溶剤分別とに大別される．分別の原料となる油脂は利用

価値の高い成分を多く含んでいること，比較的組成の偏りの大きいことなどの特徴があることから，パーム油，パーム核油，シア脂，乳脂，牛脂，豚脂などが使用されている．

一方，商業的な面から考えると，分別は1種類の油脂からいくつかの区分が生産されるため，それぞれの利用価値を高めて生産量のバランスをとることが求められる．

a. 自然分別（ドライ分別）

古くからサラダ油の製造やパーム油をパームステアリンとパームオレインに分画する際などにこの自然分別が利用されてきた．融解した油脂を徐々に冷却して結晶を析出させて分離する．油脂を結晶化させる際，結晶核となる成分を添加したり，冷却方法を工夫する場合もある．この方法は設備費用や製造コストの安いのが利点であるが，圧搾濾過された結晶部に液体油が残り，液体油の収率が低いという欠点がある．

b. 溶剤分別

古くからカカオ代用脂等の構造脂質の製造にこの溶剤分別が利用されてきた．炭化水素やケトン類などの有機溶剤に油脂を溶解し，その溶液を徐々に冷却して結晶を析出させて分離する．この方法は，油脂を有機溶媒に溶解することで自然分別より系全体の粘度が低下していることから，結晶成長が速く，結晶の濾過も簡易であり，効率が良い．また，結晶成分と低融点成分のそれぞれの混ざり合いが少なく分離精度が良好である．その一方で，有機溶剤を使用することで設備が大規模となり製造コストも高くなる．

4.3.2 植物油脂の分別（パーム油）

パーム油は分別に用いられる代表的な植物油脂であり，硬質部分も軟質部分もそれぞれマーガリン，ショートニング，フライ用油脂などの油脂製品に利用されている．また，自然分別と溶剤分別を組み合わせて，カカオ代用脂なども製造されている．パーム油の示差走査熱量計（differential scanning calorimeter；DSC）による冷却曲線を図4.8に示す．この図からわかるようにパーム油をゆっくり冷却すると3つの結晶化ピークが現れそれぞれが独立している[1]．

これらのピークに対応する成分を考察するために，パーム油のトリアシルグ

4.3 分　　別

リセロール組成の一例を図4.9に示す．構成脂肪酸はミリスチン酸（M），パルミチン酸（P），ステアリン酸（S），オレイン酸（O），リノール酸（L）であり，トリアシルグリセロール組成は，1,3-ジパルミトイル-2-オレオイルグリセロール（POP）が約30%，1,2-ジオレオイル-3-パルミトイルグリセロール（POO）が約20%で，この両者の合計で全体の約半分近くを占めるという特徴を有している．

　POPとPOOの混合融液をゆっくり冷却すると，まず過飽和になったPOPが融液から析出し，その後，POP-POO共晶が析出するといった結晶化挙動を示す[2]．このことからパーム油の冷却曲線で現れる3つの結晶化ピークは高温側から3分子の飽和脂肪酸からなるトリパルミトイルグリセロール（PPP），2分子の飽和脂肪酸からなるPOP，1～2分子の飽和脂肪酸を含むPOP-POO共晶が主な成分であると考えられる．パーム油を室温付近で長時間放置すると固相と液相に分離するのも，PPP，POPの結晶からなる固体部分とPOOやその他低融点成分の

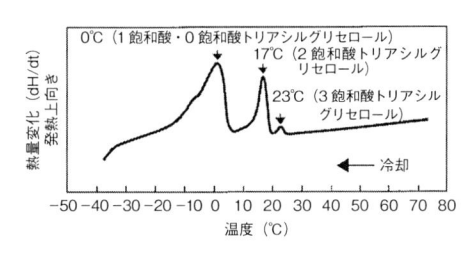

図4.8　パーム油のDSC冷却曲線

二重結合数：0	7.9%
PPP 4.8	PSS 0.2
PSP 1.2	MPP 0.2
PPS 0.8	PMS 0.1
PMP 0.5	

二重結合数：1	39.7%
POP	28.7
POS 4.7	SPO 0.3
PPO 3.5	SOS 0.2
MOP 0.9	MPO 0.1
PSO 0.8	MOS 0.1
PMO 0.3	SSO 0.1

二重結合数：2	32.4%
POO	19.6
PLP 6.9	MLP 0.3
SOO 1.8	PSL 0.3
PLS 1.2	OSO 0.2
PPL 0.9	PML 0.1
OPO 0.5	SPL 0.1
MOO 0.4	OMO 0.1

二重結合数：3	14.8%
POL 5.5	OPL 0.4
PLO 4.8	MOL 0.1
OOO 3.3	MLO 0.1
SOL 0.5	LSO 0.1

二重結合数：4以上	5.1%
LOO 1.9	
PLL 1.4	
OLO 0.8	
OLL 0.5	
LOL 0.3	
SLL 0.1	
LLL 0.1	

M：$C_{14:0}$　P：$C_{16:0}$
S：$C_{18:0}$　O：$C_{18:1}$
L：$C_{18:2}$

図4.9　パーム油のトリアシルグリセロール組成の一例（%）

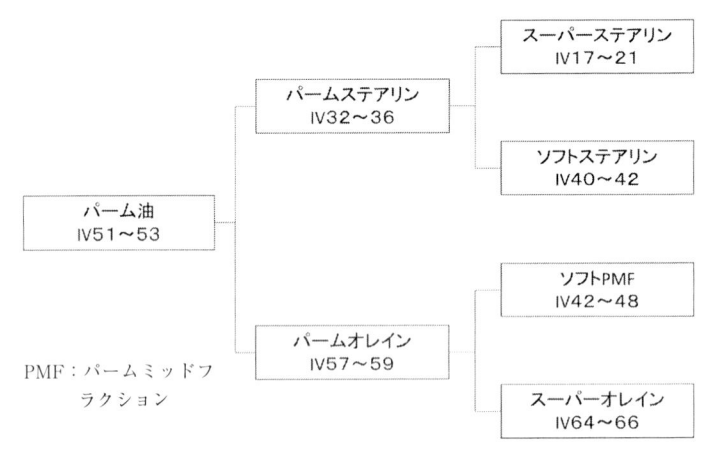

```
                                    ┌─ スーパーステアリン
                                    │   IV17～21
                    ┌─ パームステアリン ─┤
                    │   IV32～36       │
                    │                  └─ ソフトステアリン
                    │                      IV40～42
 パーム油 ──────────┤
 IV51～53            │                  ┌─ ソフトPMF
                    │                  │   IV42～48
                    └─ パームオレイン ──┤
                        IV57～59       │
  PMF：パームミッドフ                   └─ スーパーオレイン
       ラクション                           IV64～66
```

図 4.10　パーム油の自然分別

融液にPOPが溶解している液体部分に分かれるためである．パーム油はこのような結晶化挙動を示すために，分別によって図 4.10 に示すようにヨウ素価（IV）の異なるいくつかの区分に分けることが可能である[3]．

4.3.3　動物油脂の分別（豚脂）

豚脂（ラード）は分別の原料として使用される代表的な動物脂であり，硬質部分も軟質部分もそれぞれマーガリン，ショートニングなど油脂製品に利用されており，軟質部分は乳児用ミルクにも利用されている．

ラードのDSCによる冷却曲線を図 4.11 に示す．この図からわかるようにラードをゆっくり冷却するとパーム油と同様に3つの結晶化ピークがそれぞれ独立して現れる．

また，ラードのトリアシルグリセロール組成の一例を図 4.12 に示す[4]．構成脂肪酸はパルミチン酸やステアリン酸などの飽和脂肪酸（S）とオレイン酸（O）やリノール酸（L）が主であり，トリアシルグリセロール組成は

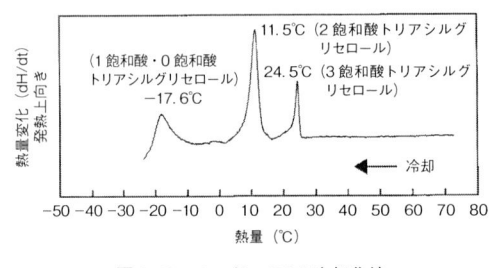

図 4.11　ラードのDSC冷却曲線

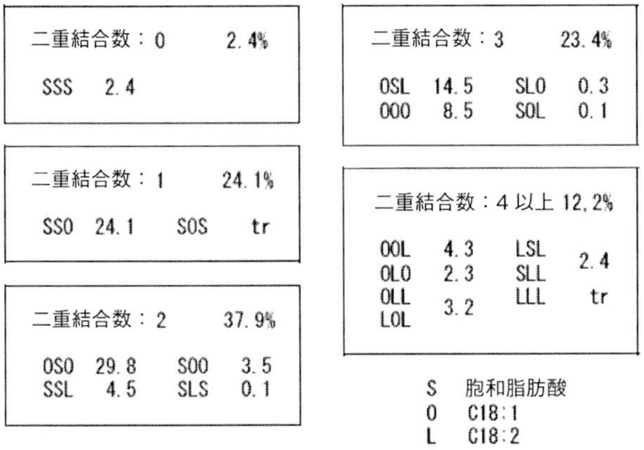

```
二重結合数：0      2.4%
  SSS  2.4

二重結合数：1      24.1%
  SSO  24.1    SOS  tr

二重結合数：2      37.9%
  OSO  29.8    SOO  3.5
  SSL   4.5    SLS  0.1

二重結合数：3      23.4%
  OSL  14.5    SLO  0.3
  OOO   8.5    SOL  0.1

二重結合数：4以上  12.2%
  OOL  4.3    LSL  2.4
  OLO  2.3    SLL  tr
  OLL  3.2    LLL  tr
  LOL  3.2

  S  飽和脂肪酸
  O  C18:1
  L  C18:2
```

図 4.12 ラードのトリアシルグリセロール組成の一例

パーム油と同様に偏りが大きく，1,2位がSで3位がOのSSOが約24%，1,3位がOで2位がSのOSOが約30%で，この両者の合計で全体の半分以上を占めるといった特徴を有している．

このことからパーム油を室温付近で長時間放置すると固相と液相に分離するのと同様にラードの場合も，3分子の飽和脂肪酸からなるSSSと2分子の飽和脂肪酸からなるSSOを主成分とする固体部分と1分子の飽和脂肪酸からなるOSOやその他低融点成分の融液にSSOが溶解している液体部分に分かれるためである．自然分別で得られる液体部分の収量は70〜90%である．

コラム10　油脂のTAG分子種組成分析法

TAG分子種組成分析には主に逆相系ODSカラムを用いた高速液体クロマトグラフィー（HPLC）が使用されます．TAG分子種はその炭素数と二重結合数によって分離され，そのECN（equivalent carbon number，アシル基の総炭素数 − 2×アシル基の総二重結合数）順に溶出します．つまり，炭素数が少ないTAGほど，同じ炭素数であれば二重結合が多いTAGほど保持時間は短くなります．TAG分子種の種類が多く，分離に長時間を要する場合には移動相溶媒の組成を連続的に変化させるグラジェント溶出法も使用されます．また，検出器としては示差屈折率検出器（RID）や紫外吸収検出器（UVD）が一般的ですが，目的によって赤外吸収検出器（IRD）や蒸発光散乱検出器（ELSD）も使われています．　　　〔原　節子〕

文　献

1) Mihara, H. *et al.* (2004). *J. Oleo sci.*, **53**(5), 231-238.
2) Mihara, H. *et al.* (2004). *J. Oleo sci.*, **53**(12), 593-598.
3) Deffense, E. (1995). *Lipid Technology*, **35**(3).
4) 横山和明，井山大士 (2001)．油脂，**54**(3), 62-67.

❮ 4.4　水 素 添 加 ❯

4.4.1　油脂産業における水素添加技術

　油脂の化学的改質方法のひとつとして水素添加または硬化と呼ばれる加工技術がある．水素添加の主反応は油脂を構成するトリアシルグリセロールのアシル基にある二重結合部位に水素を付加して，飽和結合する反応である．また，図4.13に示すように，その際の副反応として部分水素添加時にはアシル基の位置及び幾何異性化を生じるため複雑な反応が同時に起こる．

　わが国では1913年に英国Lever Brothers社の日本法人が主にセッケン用として水素添加油を製造したのが工業的利用の最初である．その後，油脂の水素添加は加工油脂メーカーを中心に利用され，さまざまな水素添加油が製造されて食用

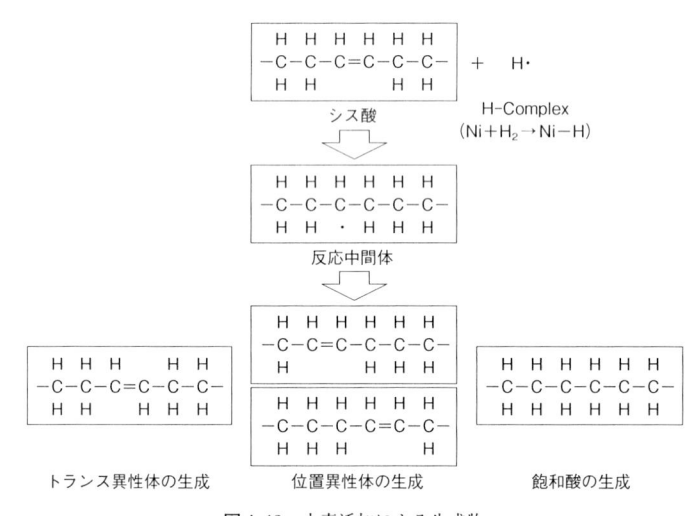

図4.13　水素添加による生成物

あるいは工業用として幅広く使用されてきた.

一方で，副反応によって生成されるトランス脂肪酸が健康上の問題を引き起こすとの指摘がある．米国食品医薬品庁（FDA）による科学的知見によれば，多量に摂取を続けた場合には，動脈硬化などによる虚血性心疾患のリスクを高めるとされている[1]．これを受けて，欧米に端を発した食用油脂製品に含まれるトランス脂肪酸を低減化する動きは国内でも活発化しており，最近ではトランス脂肪酸の生成を抑制する水素添加なども行われている．

4.4.2 水素添加の化学反応

a. 飽和化

水素添加反応は主にニッケルや銅等の触媒存在下で原料油脂を加熱攪拌しながら水素と接触させることで，原料油脂のトリアシルグリセロールの二重結合を飽和化する反応である．この反応を利用することによって，任意に油脂の融点を上げたり，酸化安定性を改善することが可能となる．水素添加した油脂は反応の程度によって，微水添油，部分水添油，飽和脂肪酸だけで構成される全水添油（極度硬化油）に分類される．

水素添加反応のモデルとしてC18の脂肪酸の場合を例にあげると，水素添加によって二重結合が3つのα-リノレン酸は，二重結合が2つのリノール酸に，さらに，二重結合が1つのオレイン酸に，そして最後には飽和脂肪酸であるステアリン酸に段階的に変化する．このように不飽和度の高い脂肪酸から順次，水素添加される反応を選択的水素添加と呼ぶ．これら段階的な反応におけるそれぞれの反応速度定数を図4.14のように定義すると，反応条件によって異なるが，一般には$K_{(3\Rightarrow2)} > K_{(2\Rightarrow1)} > K_{(1\Rightarrow0)}$となる．この反応速度の差は，脂肪酸の構造に起因しており，二重結合に挟まれているメチレン基はとくに反応性が高いため活性メチレン基と呼ばれ，その数が多いほど，つまり二重結合が多くなるほど反応速度が速くなるためである．

選択性の高さは，反応条件や構成脂肪酸の組成によって異なり，一般的には反応温

```
α-リノレン酸 ⇒ リノール酸
    反応速度定数：K_(3⇒2)
リノール酸 ⇒ オレイン酸
    反応速度定数：K_(2⇒1)
オレイン酸 ⇒ ステアリン酸
    反応速度定数：K_(1⇒0)
```

図4.14 水素添加による飽和化の過程

度が高く，圧力は低く，触媒量が多く，攪拌を緩やかにすることにより選択性は高くなる．大豆油や綿実油は，多価不飽和脂肪酸を多く含有しているため酸化安定性が低いが，適切な選択的水素添加によりステアリン酸の生成を抑えつつ，α-リノレン酸やリノール酸をオレイン酸に変化させることで安定性の高い油脂に改質することができる．

一方，選択的水素添加とは逆の反応モデルとして $K_{(3\Rightarrow 2)} \fallingdotseq K_{(2\Rightarrow 1)} \fallingdotseq K_{(1\Rightarrow 0)}$ のように，それぞれの反応速度定数の差が小さくなるような反応，すなわち選択性が低い水素添加を非選択的水素添加と呼ぶ．この場合，より多くの多価不飽和脂肪酸と飽和脂肪酸が共存することになり，組成が複雑になることから温度に対して固体脂含有率の変化が少ない，いわゆる"横型"の油脂の生産に応用され，このような油脂はマーガリンやショートニング等の原料として適している．

b. 異性化

実際の水素添加では，上述した不飽和脂肪酸が飽和脂肪酸に変化する反応以外に，副反応として cis 型の不飽和脂肪酸が trans 型になる幾何異性体の生成と，二重結合の位置が移動する位置異性体の生成が複合的に起こる．位置異性体は図 4.13 に示す通り，水素原子の脱着により二重結合の位置が移動する．この時，trans 位置の水素原子が外れると trans 化が起こる[2]．

たとえばオレイン酸は，二重結合の位置がカルボキシ基から数えて 9 と 10 の炭素の間にあるが，水素添加によって位置異性化が生じると，二重結合の位置は 8 と 9 や 10 と 11 の炭素間に移動していく．この 2 つの位置異性体の生成量は等しく，反応が進めば二重結合の位置はさらに移動する．

また，天然油脂の二重結合はほとんどが cis 型であるが，trans 型は cis 型に比べて融点が高くなる．たとえば C18 の脂肪酸の場合，シス型のオレイン酸と trans 型のエライジン酸を比較すると，その融点は約 11℃ と約 45℃ であり，エライジン酸はオレイン酸と比べ 30℃ 以上高い．また，リノール酸は 2 つの二重結合が両方ともシス型で栄養的には必須脂肪酸として有用であるが，trans 化すると cis 型-trans 型，trans 型-trans 型となり有用性が無くなる．反応条件と trans 化との関連を表 4.7 に示す．trans 化が起こりやすいのは反応温度が高く，水素圧が低く，攪拌が弱く，触媒量が多く，原料油脂の不飽和度が高い場合である．これは選択性が高くなる条件と同じである．

4.4 水素添加

表 4.7 水素添加の反応条件と反応速度・選択性・異性化との関係

	反応速度	選択性	トランス脂肪酸量
反応温度上昇	＋	＋	＋
水素ガス圧増加	＋	－	－
攪拌速度増加	＋	－	－
触媒量増加	＋	＋	＋
油脂の不飽和度	＋	＋	＋

選択性上昇 ➡ トランス脂肪酸生成

4.4.3 水素添加の実際

現在，工業的には主流となっているバッチ方式のプラントを用いた場合の水素添加条件の一例を表4.8に示す．まず反応タンクに原料の精製大豆油とニッケル触媒を所定量仕込み，加熱攪拌する．反応開始温度に到達したら加熱を止め，所要圧の水素を送入し，水素添加反応を開始する．油脂のヨウ素価を1単位下げるためには油脂1tあたり約1m³の水素を必要とする．この時，反応温度は反応熱によって上昇するが，180℃を超えないよう必要に応じて反応タンクを冷却する．可塑性油脂を得るための反応時間は通常数時間程度であり，所定のヨウ素価まで下がった時点で水素の供給を止め反応を終了する．

表 4.8 水素添加の工業的条件

> 原料油脂：精製大豆油
> 反応開始温度：120℃
> ニッケル触媒量：0.1%
> 送入水素圧：1〜5×10⁶ Pa

4.4.4 水素添加におけるトランス酸生成の抑制

工業的に行われている水素添加において，C18の脂肪酸を例に，主な生成物の反応経路を図4.15に示す．前述のように飽和化と異性化の反応が副次的に起こるため反応は大変複雑である．

実際に大豆油を用い，水素添加条件を変えた時の飽和化反応であるリノール酸からオレイン酸の生成速度定数 $K_{(_2C \Rightarrow _1C)}$ と異性化反応であるリノール酸からエライジン酸の生成速度定数 $K_{(_2C \Rightarrow _1T)}$ を比較する実験を行った．実験は1Lの試験用オートクレーブを用い，水素添加条件を表4.9に示す3条件とした

この結果から条件4（条件1に比べ反応温度が低く，水素圧力を上げ，触媒量を減量）の場合にトランス酸の生成が抑制された[3]．

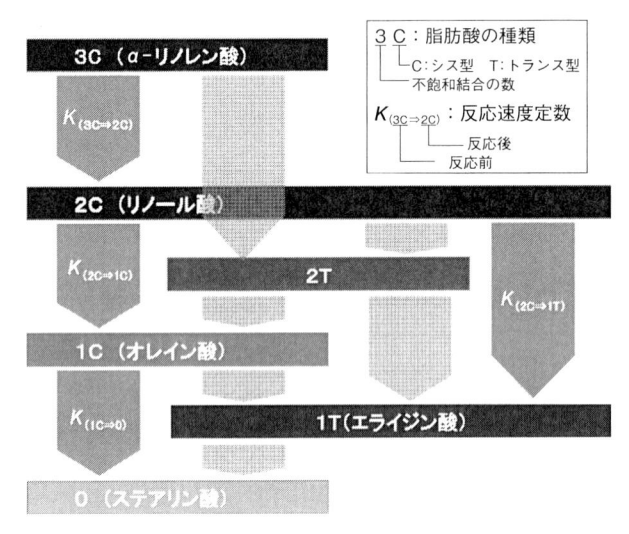

図 4.15 水素添加生成物の経路

表 4.9 水素添加実験

	反応温度	水素圧力	$K_{(2C \Rightarrow 1C)}$	$K_{(2C \Rightarrow 1T)}$	$K_{(2C \Rightarrow 1T)} / K_{(2C \Rightarrow 1C)}$
条件1	120℃	0.3 MPa	1.00	0.80	0.80
条件2	80℃	0.3 MPa	0.40	0.20	0.50
条件3	80℃	0.6 MPa	0.50	0.20	0.40

* $K_{(2C \Rightarrow 1C)}$：オレイン酸生成速度定数
* $K_{(2C \Rightarrow 1T)}$：エライジン酸生成速度定数
* 反応速度定数の各値は条件1の $K_{(2C \Rightarrow 1C)}$ を1とした時の相対値

文　献

1) Food Labeling：Trans Fatty Acids in Nutrition Labeling, Nutrient Content Claims, and Health Claims, Federal Register（Volume 68, Number 133）, Rules11 and Regulations, 41433-41506（July 11, 2003）
2) Blekkningh, J. J. A.（1950）. Discus. *Faraday Soc.*, **8**. 200.
3) 日本国特許．特開 2010-1366.

4.5 エステル交換

4.5.1 油脂のエステル交換技術

油脂の化学的改質方法のひとつとして水素添加と並んでエステル交換と呼ばれる加工技術がある．油脂を構成するトリアシルグリセロールのアシル基を分子内または分子間で交換し，異なる分子種組成に変換して油脂の物性を変える技術である．反応方法には化学触媒を用いる化学法とリパーゼを用いる酵素法がある．化学法ではグリセリン骨格の3つの結合部位すべてで，アシル基の交換がランダムに起こる（非選択的）．これに対して酵素法では1,3位特異的な酵素を使用するとグリセリン骨格の1,3位のみで交換が起こる（選択的）ため，特定の構造をもつトリアシルグリセロールの製造に利用される．この技術は古くからさまざまな油脂製品の製造に利用されており，さらに水素添加や分別など，他の加工技術と組み合わせることで，付加価値の高い構造脂質の製造にも利用されている．また近年のトランス脂肪酸問題では，この技術を利用すれば不飽和アシル基を飽和アシル基に交換できることから，部分水素添加の代替技術としても注目されている．

4.5.2 エステル交換の化学
a. 化学法の特徴

化学触媒として水酸化ナトリウムやナトリウムメチラート等を用いる．この方法でエステル交換を行うとアシル基交換反応がグリセリンの結合位置に関係なく非選択的に起こるので，油脂特有のトリアシルグリセロールの分子種組成がランダム化され，元来の特徴とは異なる油脂が生成される．たとえば，POO（1-パルミトイル-2,3-ジオレオイルグリセロール）をエステル交換した場合，sn-1位とsn-3位を区別しないと図4.16に示す6つの分子種が生成する．各分子種の生成する割合は原料トリアシルグリセロールのアシル基の組成に依存する．たとえば生成するPOPの比率は $(1/3)^2 \times (2/3)^1$ で 2/27 となる．

b. 酵素法の特徴

アルカリなどを触媒に用いる化学法に対して，油脂の加水分解酵素であるリ

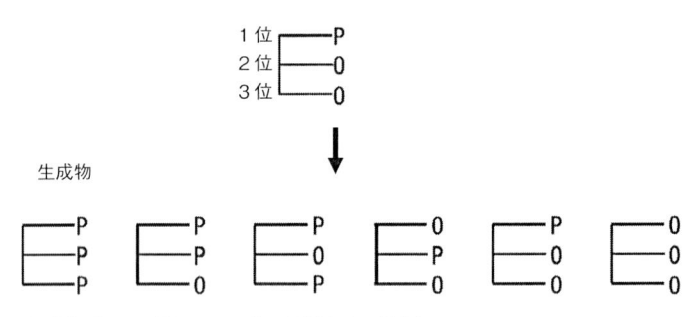

108　　　　　　　　　　　　　4. 食用油脂の製造と加工

```
         1位 ┌─P
         2位 ├─O
         3位 └─O
              ↓
```

生成物

```
  ┌─P    ┌─P    ┌─P    ┌─O    ┌─P    ┌─O
  ├─P    ├─P    ├─O    ├─P    ├─O    ├─O
  └─P    └─O    └─P    └─P    └─O    └─O
```

生成率（sn−1位とsn−3位は区別しない場合）

$(1/3)^3 \quad 2(1/3)^2(2/3)^1 \quad (1/3)^2(2/3)^1 \quad (1/3)^1(2/3)^2 \quad 2(1/3)^1(2/3)^2 \quad (2/3)^3$

図 4.16 化学法による非選択的エステル交換

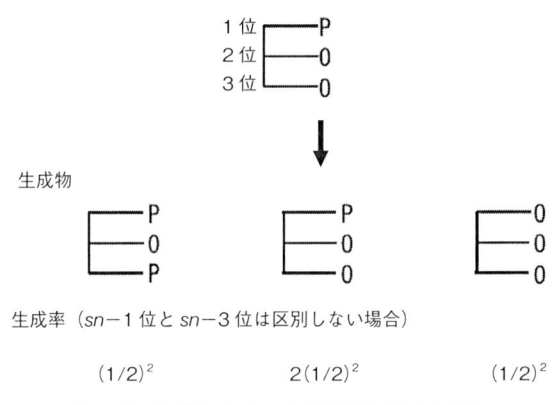

```
         1位 ┌─P
         2位 ├─O
         3位 └─O
              ↓
```

生成物

```
  ┌─P       ┌─P       ┌─O
  ├─O       ├─O       ├─O
  └─P       └─O       └─O
```

生成率（sn−1位とsn−3位は区別しない場合）

$(1/2)^2 \qquad 2(1/2)^2 \qquad (1/2)^2$

図 4.17 酵素法による 1, 3 位選択的エステル交換

パーゼを用いて反応を行う．リパーゼは 1, 3 位特異性のものと，化学触媒の代替として使用できる比較的選択性の低いものなどがある．前者はグリセリンの 1, 3 位のみでのエステル交換が可能であり，求めるトリアシルグリセロール分子種を効率的に得るのに有用である．たとえば化学法と同様に，POO をエステル交換した場合，図 4.17 に示す 3 つの分子種が生成する．各分子種の生成する割合は，2 位が反応に関与しないため，原料トリアシルグリセロールの 1 または 3 位のアシル基の組成のみに依存して，生成する POP の比率は化学法では 2/27 であったのに対して，酵素法では $(1/2)^2$ で 1/4 となる．

4.5 エステル交換

● コラム11　油脂のエステル交換反応とは ●

　油脂の改質反応として重要なエステル交換反応は次のように分類されます．これらの反応には水酸化ナトリウムやナトリウムメチラートなどの化学触媒を用いる方法とリパーゼのような酵素触媒を用いる方法があります．

1) アシドリシス反応：油脂に脂肪酸を作用させて，アシル基を交換する反応，つまり脂肪酸を交換する反応で，油脂に中鎖脂肪酸，共役脂肪酸などの目的の脂肪酸を導入するために使われています．

2) アルコリシス反応：油脂にアルコールを作用させて，TAGからモノアシルグリセロールやショ糖脂肪酸エステルなどの乳化剤を調製するため，つまりエステルのアルコールを変換する目的で使用されます．アルコールとしてメタノールやエタノールを作用させてメチルエステルやエチルエステルを調製する反応はそれぞれメタノリシス，エタノリシス反応と呼ばれます．

3) エステル交換反応：油脂およびエステル間におけるアシル基交換反応であり，分子間および分子内反応があります．反応は原料油脂のTAG分子種の種類を多様にするランダム型と目的のTAG分子種を調製するためのディレクテッド型に分けられます．これらの反応により原料油脂のTAG分子種組成が変化することに伴い，物性も大きく変化するので，目的にあわせたTAGの調製が可能になります．特に，カカオ代用脂の調製が有名です．

〔原　節子〕

　一般に3種類の異なるアシル基をもつトリアシルグリセロールをエステル交換した場合，化学法では18種の分子種が生成するのに対して，酵素法では3種のみとなる．また，酵素法は，化学触媒を用いないため，脂肪酸メチルエステルなどの副生成物が少なく，化学法よりも温和な条件で反応が進行するため油脂の劣化が少なくなる．その反面，酵素触媒は化学触媒より高価であり，付加価値の高い油脂製品の製造に適している．

4.5.3　パーム油のエステル交換

　パーム油はその結晶性が特徴的であり，粗大化結晶を発現しやすく，また結晶化が遅延する傾向にあるため，油脂製品の原料として使用する場合はそれらが課題となってきた[1]．パーム油を化学法でエステル交換を行うと，図4.18に示す通

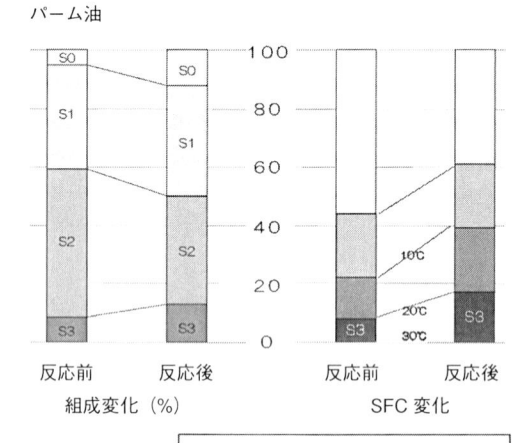

図4.18 パーム油のエステル交換による物性変化

り，S3（3飽和型トリアシルグリセロール）の組成比が増加し，各温度におけるSFC（solid fat content）の値も上昇する．

同じくパームオレインを化学法でエステル交換した結果を図4.19に示す．パーム油と同様な傾向が見られる．

また，パーム油はPOP（1,3-ジパルミトイル-2-オレオイルグリセロール）を約25%含んでいるのが特徴である．しかし，非対称型の異性体であるPPO（1,2-ジパルミトイル-3-オレオイルグリセロール）の組成比は約3%に過ぎない．エステル交換を行うとPOPの組成比が約7%と減り，PPOが約14%と増加する．図4.20に示す通り，POPとPPOは同じ2飽和型トリアシルグリセロールであるが，結晶化温度が異なり，その他にも結晶多形や融解挙動なども異なることから，エステル交換によるパーム油の改質は3飽和型トリアシルグリセロールの増加以外にもこのような要因がある[2]．

4.5　エステル交換　　　　　　　　　　　　　　　　111

パームオレイン

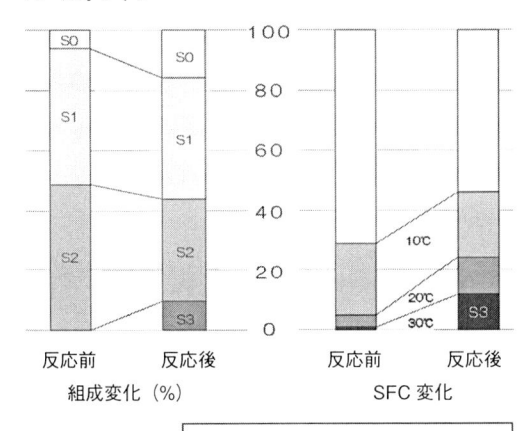

組成変化（%）　　　SFC 変化

反応前　反応後　　反応前　反応後

S0: 0 飽和型トリアシルグリセロール
S1: 1 飽和型トリアシルグリセロール
S2: 2 飽和型トリアシルグリセロール
S3: 3 飽和型トリアシルグリセロール

図 4.19　パームオレインのエステル交換による物性変化

4.5.4　エステル交換の工業的プロセス

　化学法エステル交換の工業的なプロセスは，まず原料油脂を反応タンクに仕込み，真空下あるいは窒素吹き込み下で約100℃まで加熱して水分を除去する．その後，触媒としてナトリウムメチラートを添加し数十分間攪拌を続けると反応が進み油脂が褐色に変化する．その時点で反応は終了しているので，反応タンクに温水を混合して反応を停止する．その後，数回の温水洗浄により触媒を除去し脱色工程に移る．

　一方の酵素法エステル交換の工業的なプロセスで最も一般的なのは充填塔カラムと呼ばれる固定化酵素を充填したバイオリアクターを使用する方法である．この方法では油脂は原料タンクから充填塔カラ

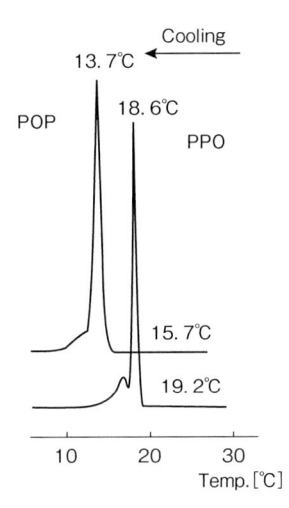

図 4.20　POP と PPO の DSC による冷却曲線

ムを通過して生成品タンクへ送油されながら連続的に処理される．この方法で留意すべき点は触媒となる酵素が高価であるため，触媒の寿命を極力長くするために，触媒毒となるような遊離脂肪酸等を前工程で除去することである．

〔石黒　隆〕

文　献

1) 石川秀敏他 (1980)．油化学，**29**(8)，235-242．
2) Hiroaki Mihara, *et al.* (2006)．*J. Oleo sci.*, **55**(8), 397-402．

4.6　植物油脂の規格・基準

4.6.1　JAS法

JAS（Japanese Agricultural Standard）法は正式には「農林物資の規格化等に関する法律」[1]という．JAS法が制定された背景には終戦後の混乱時期に食料品などの物資が不足してまがい物食品が出回り，健康被害などの問題が多発した状況があった．そのため，食品などの農林畜物資の品質を改善することや公正な取引が行われることが必要となり，昭和25（1950）年にJAS規格制度が施行された．

JAS法は昭和45（1970）年に規格のある品目について表示の基準を定めた．その後も状況に合わせて多数回，見直しが行われ，平成18（2006）年に大幅に内容が改正された「改正JAS法」が施行された．その後も実情に合わせた改正やJASの格付数量が極めて少ない品目の廃止，国際的な食品規格として知られるコーデックス（Codex）規格との整合性を取っていくなどの観点から定期的に見直しがされてきた．さらに食品表示法が平成27年4月1日に施行された．

従来，食品の表示は食品衛生法，JAS法，健康増進法等によって規制されていたが，解りにくいとの批判があったため，消費者庁の設置に伴い，表示部分が一元化されるようになった．この法律改正に伴い，JAS法の名称も上記のように変更になった．

現在，油脂関連のJAS規格には食用植物油脂の他，マーガリン類，ドレッシング類，ショートニング，食用精製加工油脂及びラードの規格がある．食用植物

油脂の規格には食用大豆油のような単一の植物油はじめ，複数の油種を配合した食用調合油や香味成分を配合した香味食用油など下記の18規格がある．

～食用サフラワー油，食用ぶどう油，食用大豆油，食用ひまわり油，食用とうもろこし油，食用綿実油，食用ごま油，食用なたね油，食用こめ油，食用落花生油，食用オリーブ油，食用パーム油，食用パームオレイン，食用パームステアリン，食用パーム核油，食用やし油，食用調合油，香味食用油～（平成24年7月現在）

a. JAS規格制度

JAS法は飲食料品などが一定の品質や特別な生産方法で作られていることを保証する「JAS規格制度（任意の制度）」である．

農林物資にJASマークを貼付することは任意であるが，製造，加工，輸入及び販売業者などの組織がJASマークをラベルに印刷表示または貼付して表示する場合には，組織は登録認定機関にその旨を申請して認定を受ける必要がある．認定機関は申請者が技術的基準に合致していることを確認して認定する．さらに組織は品質の確認を自己または検査機関で行い，自己格付したのちにJASマークを付することができる．認定を受けていないものはJAS品である旨の表示はできない（JASマークをつけて販売できない）．単一油種の食用植物油脂の区分にはサラダ油，精製油及び一部の油脂には「なたね油」のような軽度精製油がある．

以前は食用原油にもJAS規格はあったが，格付がほとんどないなどの理由から廃止された．規格の例として3つ区分があり，消費量の多い食用なたね油の区分を表4.10に示した．

サラダ油はもともとサラダ用に生のまま，またはマヨネーズやドレッシングとして使用されるので，風味がまろやかなことが求められる．とくにマヨネーズの場合，油脂に含まれる低温で白濁や固化しやすい成分が保存中に製品の乳化状態を壊すことがあるので，これらの物質を除去しておくことが望ましい．そのため，サラダ油には低温時安定性を調べる「冷却試験*」の項目がある．

b. 品質表示[2]

加工食品品質表示基準は平成12年3月に告示され（農林水産省告示第513号），同年12月に食用植物油脂品質表示基準も告示されていたが，食品表示法の施行とともに，食品表示基準[3]（平成27年3月20日公布）で一元管理されることになっ

表 4.10 食用なたね油の JAS の区分と規格例

	区　分		
	なたね油	精製なたね油	なたねサラダ油
一般状態	ナタネ特有の香味を有し清澄であること	清澄で香味良好であること	清澄で舌ざわりよく香味良好であること
色	特有の色であること	同左	黄 20 以下，赤 2.0 以下であること*
水分及び夾雑物	0.2% 以下であること	0.1% 以下	同左
比重 $\left(\frac{25}{25}\right)$℃	0.907〜0.919 であること	同左	同左
屈折率（25℃）	1.469〜1.474 であること	同左	同左
冷却試験**	—	—	5 時間 30 分清澄であること
酸価	2.0 以下であること	0.20 以下であること	0.15 以下であること
ケン化価	169〜193 であること	同左	同左
ヨウ素価	94〜126 であること	同左	同左
不ケン化物	1.5% 以下であること	同左	同左
原材料 食品添加物以外の原材料	ナタネ以外のものを使用していないこと		
原材料 食品添加物	第 3 条の規格の食品添加物と同じ***		
内容重量	表示重量に適合していること		

*133.4 mm セルを用いること
**冷却試験：油脂を 0℃ の氷浴中に保持した場合，5 時間 30 分時間清澄であること．
　比重，屈折率，ヨウ素価のような特性値は区分に関係なくほぼ一定の数値を示す．
***食品添加物に対する規制
1. 国際連合食糧農業機関及び世界保健機関合同の食品規格委員会が定めた食品添加物に関する一般規格（CODEX STAN192-1995, Rev7-2006）3.2 の規格に適合するものであって，かつ，その使用条件は同規格 3.3 の規定に適合していること．
2. 使用量が正確に記録され，かつ，その記録が保管されているものであること．
3. 1 の規定に適合している旨の情報が，一般消費者に次のいずれかの方法により伝達されるものであること．ただし，業務用の製品に使用する場合にあってはこの限りではない．
   (1) インターネットを利用し公衆の閲覧に供する方法
   (2) 冊子，リーフレットその他の一般消費者の目につきやすいものに表示する方法
   (3) 店舗内の一般消費者の目につきやすい場所に表示する方法
   (4) 商品に問い合わせ窓口を明記の上，消費者からの求めに応じて当該一般消費者に伝達する方法

た．

　この基準はJASマークがついているか否かを問わず加工食品（業務用加工食品以外の容器に入れ，または包装されたもの）すべての飲食料品が対象となる（ただし酒類は除く）．

　容器または包装に表示すべき義務表示項目は，「名称　原材料名　内容量　賞味期限，保存方法，製造業者などの氏名または名称及び所在地」及び輸入品にあっては「原産国名」である．

　その他にも文字の大きさや表示項目が省略できる場合などが細かく規定されている．表示例を表4.11に示した．

表4.11　食用植物油の表示例

品名	食用なたねサラダ油
原材料名	食用なたね油
内容量	1,000 g
賞味期限	2014.10.15
保存方法	涼しい場所に保存
製造者名	平成食品株式会社　AB*
	東京都千代田区 1-1-1

＊記号AB（固有記号という）は製造場所を示す
固有記号は原則として同一製品を2箇所以上の工場で製造する場合に限り利用可能

　一括表示中の原材料名は複数の油種を混合した場合には配合割合の多い順に記載する．また，調合なたねサラダ油のような場合にはなたね油が60％以上配合されていなければ，調合なたねサラダ油と記載できない．内容量は油脂の場合，計量法で重量表記することが規定されている．

　賞味期限については，品質が保持される期間の短い「消費期限」と品質が保持される期限の長い「賞味期限」があるが，食用植物油の場合は品質が保持される期間が長いので「賞味期限」として表示する．賞味期限とは「定められた方法により保存した場合において，期待されるすべての品質の保持が十分に可能であると認められる期限を示す年月日をいう．ただし，当該期限を超えた場合であっても，これらの品質が保持されていることがあるものとする」と定義されている．

　賞味期限は企業（組織）が科学的，合理的根拠に基づき商品ごとに試験して安全率を勘案して設定する．食用植物油の場合は客観的指標として過酸化物価と酸価を測定し，さらに主観的指標である官能による風味試験の結果を合わせて評価している．

　官能による風味試験は適切に訓練された実験者が定められた条件下で，的確な方法で実施し，数値化された場合は客観的な項目とすることが可能である．

　食用植物油の賞味期限については，容器ごとに表4.12のような一般社団法人

表 4.12　食用植物油の賞味期限

区　分	I サラダ油	II ごま油	III 香味食用油*
A　缶　詰	2 年	2.5 年	品質特性が多岐にわたるため各社で設定
B　透明瓶	1.5 年	2 年	
C　樹　脂	1 年**	1.5 年	

*商品ごとに標準に合わせて各社で製品の品質を確認する．
**気密性の高い容器材質，充填方法を採用した場合延長可能（シリカ蒸着した PET は 2 年）

日本植物油協会のガイドライン[4]がある．

c.　栄養表示

JAS 法では従来，栄養成分表示について規定されていなかったが，食品表示法の施行に伴い加工食品，添加物への栄養成分表示は義務表示となった．

表示すべき栄養成分は下記のようてある．

i)　規制の対象となる表示栄養成分・熱量の範囲
ii)　表示すべき事項及び方法

　　熱量，タンパク質，脂質，炭水化物，食塩相当量について，この順番で表示された栄養成分の含有量を記載すること

iii)　強調表示の基準

　　タンパク質，食物繊維などについて「高」，「含有」などを表示する場合や熱量，脂質などについて「低」，「無」などを表示する場合に満たしていなければならない基準

表 4.13　食用植物油（100 g 当たり）の栄養表示例

熱　量	900 kcal
タンパク質	0 g
脂質	100 g
炭水化物	0 g
食塩相当量	0 g
コレステロール	0 g
オレイン酸	70%

食用植物油の栄養表示例を表 4.13 に示した．

d.　その他の表示基準

1)　遺伝子組換え食品の表示　　遺伝子組み換え食品については JAS 法（品質表示基準）及び食品衛生法（施行規則）に基づく表示ルールが平成 13 年 4 月より義務化されたが，現在は平成 27 年 4 月より食品表示法の下で一元管理されている．

現在流通している遺伝子組換え食品（原材料，加工品）には大豆，トウモロコシ，ばれいしょ，ナタネ，綿実，アルファルファ，てんさい糖，パパイヤ及びそ

れらの加工品がある．植物油脂関係では大豆，ナタネ，綿実，トウモロコシであるが，アメリカ産大豆，カナダ産ナタネは作付けの90%以上が遺伝子組み換え品種になっており，搾油用に輸入している大部分の大豆，ナタネ原料は分別生産流通管理*されていない．

> *分別生産流通管理： 遺伝子組み換え農産物と非遺伝子組み換え農産物を農場から食品製造者まで生産，流通及び加工の各段階で相互に混入が起こらないように管理し，そのことが書類などで証明されていることをいう．大豆やトウモロコシの場合は意図せざる混入が5%未満は分別生産流通管理されたとみなされる．

遺伝子組み換え品の表示については植物油のように油中にタンパク質がごく微量で，検出が難しい食品の場合，「組み替えられたDNA及びこれによって生じたタンパク質が加工工程で除去・分解され，広く認められた最新の検出技術によってもその検出が不可能とされている加工食品については表示義務がない」とされている．

ただし，任意の表示は可能であり，DNAの検出方法の進歩などに関する新たな知見や消費者の関心などを踏まえて毎年見直しをすることになっている．

一方，大豆油でも高オレイン酸遺伝子組み換え大豆から製造した高オレイン酸大豆油は表示の義務がある．また，ステアリドン酸（慣用名：モロクチン酸，cis-6, 9, 12, 15-オクタデカテトラエン酸）産生遺伝子組み換え大豆も同じように表示の義務がある．加工品の遺伝子組み換え食品の表示は原材料の主要3成分を占め，かつ，全重量の5%以上を占めるものに限られており，これ以外は表示義務がない．

2) アレルギー物質を含む食品の表示　アレルギー物質を含む食品の表示については，平成13年に告示されたたが，定期的に見直しされ，新たなアレルゲン物質が追加されてきた．発症や重篤度から見て表示する必要性が高く，表示が義務付けられている特定原材料7品目（えび，かに，卵，小麦，そば，落花生，乳）と，できる限り表示をすることが望ましいとされる特定原材料に準じる20品目がある（平成25年9月現在）．

大豆は特定原材料に準じる20品目の1つであり，義務表示ではない．また，「現状では数μg/ml，数μg/g含有レベルに達しないものは表示の必要性はない」とされている．なお，「入っているかも知れない」という可能性の表示は禁止され

ている．

加工助剤やキャリーオーバー*などの表示については，「義務表示7品目については最終製品まで表示する必要があり，推奨品目についても可能な限り表示する．

*キャリーオーバー： 食品の原材料の製造・加工で使用されたもので，その食品の製造には使用されない食品添加物が最終食品まで持ち越され，最終食品中に微量に残存しても食品添加物そのものの効果を示さない場合をいう．

e. 油脂の使用上の管理基準

食用植物油のJAS規格には安全管理上の項目・数値はないが，油脂を使用した製品については食品衛生法上の指導要綱（油菓子），衛生規範（弁当及び惣菜）があり，即席麺について過酸化物価がJAS法で規定されている．

油分10%以上含む菓子については，菓子中の油脂の酸価3，かつ過酸化物価30 me/kg以下，あるいは酸価5，または過酸化物価50 me/kgを超えるものであってはならないとしている（環食第248号　昭和52年）．

弁当及び惣菜の衛生規範では食品の取り扱いについて，原材料の油脂は酸価1以下（ただし，ごま油は除く），過酸化物価10 me/kg以下のものを使用すること，製造・加工中の食品は油脂の揚げ処理について酸価が2.5を超えたものや，発煙，いわゆるカニ泡，粘性などの状態から明らかに劣化が認められる場合にはそのすべてを新しい油脂と交換することとしている（昭和54年6月29日環食第161号）．

即席麺については食品添加物などの規格基準（昭和34年厚生省告示370号）に記載された食品別規格基準に即席麺類は麺に含まれる油脂の酸価が3を超え，または過酸化物価が30 me/kgを超えるものであってはならないとしている．また，即席麺のJAS規格第3条2項には使用する油脂の酸価は1.5以下とされている．なお，当該油脂の酸価をもって乾燥麺の酸価に変えることができると規定されている．

f. 残留農薬

食品中に残存する農薬については平成18年5月に「食品中に残存する農薬等に関するポジティブリスト制度[5]」が施行された．この制度では加工食品を含めたすべての食品が規制の対象となる．国際基準が設定されている加工食品については，その基準を参考に食品基準として残留基準が設定された．

個別の基準がない加工食品については使用原材料が食品規格に合格していれば，当該食品の残留値にかかわらず適合するものとされる．また，残留農薬などの食品規格が設定されていない原材料を使用した場合は，当該食品の原材料が一律基準（0.01 ppm）を超えていなければ，当該食品も適合していると解釈される．

食用植物油脂原料の大豆やナタネなどについては数多くの農薬の基準値が設定されているが，油脂については国際基準（コーデックス基準）でも多くは設定されていない．

厚生労働省告示 499-7 に記載された植物油脂に関する残留農薬の暫定基準値を表 4.14 に示した．原料に微量残存している場合，多くの農薬は精製過程でほとんど分解，除去されるがドリン系やピリスロイド系の農薬には除去されにくいものもある．そのため，脱酸，脱色，脱臭の精製過程を経ない植物油脂については輸入先の使用農薬の調査や原料の段階での検査が重要になる．

4.6.2　コーデックス（Codex）規格

日本の食用植物油脂の規格は JAS 法によって定められているが，国際的にはコーデックス規格がある．コーデックス委員会は国際貿易上，主要な食品について国際的な規格を策定するために WHO（world health organization，世界保健機関）と FAO（food and agriculture organization of the United Nations，国際連合食糧農業機関）により 1963 年に設立された組織であり，180 カ国以上が参加している．この合同食品規格委員会で策定された規格がコーデックス食品規格である（Codex standards）．

コーデックスの植物油脂規格は「Codex standard for named vegetable oil」，「Codex standard for olive oils and olive pomace oils」，「Codex standard for edible fats and oils not covered individual standards」に3つに分類されている．named vegetable oil の規格は JAS 規格のようにサラダ油，精製油のような分類ではなく，人々に消費される状態であるものに適用される．詳細はコーデックス規格「CODEX STAN 210-1999」，「CODEX STAN 33-1981」，「CODEX STAN 19-1981」に記載されている．

コーデックスの named vegetable oil には全部で 24 品目が記載されているが，JAS 規格にある食用調合油，香味食用油はコーデックスには規格がなく，ババ

表 4.14 加工食品（植物油）中の残留農薬の暫定基準値

厚生労働省告示 499 号-8

農薬名	大豆油 食用	大豆油 その他	綿実油 食用	綿実油 その他	なたね油 食用	なたね油 その他	とうもろこし油 食用	とうもろこし油 その他	落花生油 食用	落花生油 その他	ひまわり油 食用	ひまわり油 その他	オリーブ油	あまに油	植物油
アミトラズ			0.05						0.01						
アルジカルブ			0.01						0.01						
エンドスルファン					0.5										
カルバリル		0.2					0.1				0.05		25 バージン		
グリホサート			0.05	0.05											
グリホシネート					0.05						0.05				
クレソキシムメチル													0.7 バージン		
クレトジム	0.5	1	0.5	0.5	0.5	0.5					0.7				
クロルデン	0.02	0.05		0.05										0.05(他)	
クロルピリホス	0.05		0.05	0.05			0.2								
クロルメコート							0.1								
ジクワット															0.05(他)
ジコホール			0.5	0.5											
シハロトリン			0.02	0.02											
シペルメトリン															0.5
ジメチピン			0.1	0.1									0.05 バージン		
ジメトエート															
スピノサド			0.01	0.01											
チオジカルブ及びメソミル	0.2	0.2	0.04				0.02								
テルブホス					0.05										
パラコート			0.05						0.05						
ピペロニルブトキシド							80								
ピリプロキシフェン			0.01	0.01											
フェナミホス				0.05					0.05						
フェンチオン													1.0 バージン		
フェンバレレート			0.1	0.1											
フェンプロパトリン				3											
プロクロラズ													1.0		
プロシミドン													0.5		
プロパルギット			0.2				0.5	0.7	0.3	0.3					
プロフェノホス			0.05												
ヘプタクロル	0.02	0.02													
ペルメトリン			0.1	0.1							1.0	1.0			
ホレート							0.05	0.05							
メチダチオン													2.0 バージン		
メトプレン							0.2								

食用　：食用植物油脂の日本農林規格に規定する食用大豆油及びこれと同等以上の規格を有すると認められる食用油に限る．
食用　：食用植物油脂の日本農林規格に規定する精製綿実油，綿実サラダ油及びこれと同等以上の規格を有すると認められる食用油に限る（ナタネ，綿実，落花生に該当させる　なたね油等の分類があるから）．
その他：食用植物油脂の日本農林規格に規定する食用大豆油及びこれと同等以上の規格を有すると認められる食用油を除く．
その他：食用植物油脂の日本農林規格に規定する精製綿実油，綿実サラダ油及びこれと同等以上の規格を有すると認められる食用油を除く．
食用の区分を精製○○油，○○サラダ油とした（原案で食用油，精製油となっていたもの）．
その他（非食用）の区分を○○油（例：なたね油），粗製（原油）バージンとした．

ス油（babassu oil）やからし油の規格がある．

　また，パーム油は「パーム油，パームオレイン，パームステアリン，パームスーパーオレイン」のように融点区分ごとに4品目に分類されている．ひまわり種子油は「ハイオレイン種，ミッドオレイン種」のようにオレイン酸区分ごとに3品目，サフラワー種子油では同様に2品目に分類され，なたね油はエルカ酸酸含量により，なたね油と低エルカ酸なたね油（2%以下）に分けられている．また，JAS法では区別されていないが，同じくアブラナ科に属するからし油（mustard seed oil）もなたね油とは別の規格に分類されている．

　named vegetable oil の基本的な組成と品質項目の規格は脂肪酸組成と上昇融点（slip point）のみであるが，その他に酸化防止剤，酸化防止相乗剤（クエン酸及びその化合物），消泡剤（シリコーン：10 ppm 以下）などの添加基準がある．

　JAS規格にあるヨウ素価やケン化価のような特性値はセッケン分，微量金属（鉄，銅），過酸化物価（精製油で 10 me/kg 以下）などの品質，構成要素と共に付録（appendix）に記載されており，基準値は取引当事者間の任意のものである．

　コーデックスでは酸化防止剤の使用限度基準値が記載されているが，そのうち，日本では「食品・添加物使用規格基準」に使用が認められていない TBHQ（tertiary butyl hydro quinone）の使用が認められている．TBHQ は海外では使用している国も多く，輸入した原油中や油脂使用製品から微量検出されることがある．

　コーデックスのオリーブ油の分類は複雑であるが，大きく「virgin olive oil」，「olive oil」，「olive-pomace oil」の3つに分類されている．

　広く販売されているオリーブ油は virgin olive oil で，圧搾機などを使用して物理的に搾油し，水洗，デカンター，遠心分離，ろ過以外されていないものを言う．

　「virgin olive oil」には風味特性の他に遊離脂肪酸含量であらわす酸度（free acidity）により，エキストラバージン油（100 g 中 0.8 g 以下），ファインバージンオリーブ油（同 2 g 以下），普通のバージンオリーブ油（同 3.3 g 以下）に3区分されている．

　「olive oil」は溶剤抽出後に精製した精製オリーブ油及びこれにバージンオリーブ油を配合したオリーブ油がある．「olive-pomace oil」はオリーブの絞り滓を溶

表 4.15 食用なたね油類のJAS規格とコーデックス規格の比較

項　目	JAS規格	コーデックス規格	JAS格付品実測例
一般性状	＊1	＊2	—
色　相	Y20, R2.0以下	—	(3〜16), (0.2〜1.6)
酸　価	0.15以下	0.12以下	0.02〜0.10
水分・夾雑（％）	0.10以下	0.05以下＊3	0.004〜0.061
不ケン化物（％）	1.5	2.0以下	0.62〜1.08
ケン化価	169〜193	186〜198	186.0〜187.9
ヨウ素価	94〜126	105〜126	95.3〜116.4
屈折率	1.469〜1.474	1.465〜1.467	1.4691〜1.4715
比　重	0.907〜0.919	0.914〜0.920	0.9134〜0.9172
冷却試験	5.5時間以上	—	合　格
過酸化物価（me/kg）	—	10以下	—

＊1　清澄で舌ざわりが良く，香味良好であること．
＊2　異味異臭がないこと．
＊3　不溶性不純物．

剤抽出・精製したものや物理的処理などをして得られたもので，精製オリーブポマス油及びオリーブポマス油にバージンオリーブ油を配合したオリーブポマス油がある．

　表4.15に食用なたねサラダ油のJAS規格，なたね油のコーデックス規格及び参考として食用なたねサラダ油のJAS格付品の実測例を掲げた．JAS規格ではハイオレイン酸なたね油から低エルカ酸なたね油までカバーした特性値になっているため，コーデックスの範囲からずれている項目がある．また，コーデックス規格には冷却試験はないが，油脂の劣化の目安のひとつである過酸化物価の項目がある．

4.6.3　ISO9001（品質マネジメントシステム）

　ISOは国際標準化機構（international organization for standardization）の略称である．略称からみるとIOSとなるが，ISOの由来はギリシャ語で平等というISOS（イソス）からきているという説がある．ISO9001はこの組織の技術専門委員会（TC176）で設定された品質に関する国際規格である．ISO9001でいう

品質とは製造部門だけではなく，サービスを含めてすべての業種，形態及び規模に適用できる品質マネジメントシステム[6]である．

ISO9001は任意規格であり，組織（企業）は戦略上の事項としてこのシステムを採用するが，その主な目的は「顧客からの要求，競合組織との優位性を得ることや差別化を図る」ことにある．ISO9001の活動内容は品質方針や品質目標を定めて，如何にその目標を達成していくか，組織を指揮して管理するためのマネジメントシステムである．したがって，実施に当たってはトップダウンによる全員参画による活動が大事である．

ISO9001を採用すると定期的に審査機関による客観的な評価を受けるため，顧客の信頼を得られる，組織のイメージアップにつながるなどの対外的メリットがあり，内部的には従業員の意識変革や不適合品（不良品）のない製品づくりなどの生産性の改善，損失コストの低減による業績向上などのメリットが期待される．

認証を受けるためには，組織は審査登録機関を決定して審査機関と契約を結び．品質マニュアルを提出して第一次審査を受ける．審査機関は問題がなければ第二次審査の計画書を作成して組織に提出し，審査員はその品質マネジメントシステムがISO9001の品質マネジメントシステムに合致しているか審査する．

審査結果（審査報告書）は審査機関の判定会にかけられる．判定会で適合が確認されれば登録証が組織に発行される．登録されても組織は定期審査や更新審査などを継続的に受けねばならない．

品質マネジメントシステムの運用については，組織は目標や計画を立て（文書化する，plan），その通り実施し（do），実施できているか結果を評価（内部監査，check）する．計画通りの結果が得られない場合には，原因を調査して是正処理を行い（action），次の計画に反映させていく必要がある．いわゆるPDCA管理サイクルで活動していく必要がある．

4.6.4　HACCP[7]

HACCPはhazard analysis and critical control pointの頭文字をとったものであるが，ハサップ，ハシップ，ハセップなどと定まった呼称はない．日本では危害分析・重要管理点管理システムと訳されることがある．その内容は食品の安全性を保障する管理システムである．もともとはアポロ計画時に開発されたシステ

ムで，宇宙飛行士が食中毒など食品に起因するトラブルに会わず，安全に飛行できるようにするためのものであった．

　HACCPはISO9001とは異なり，国際的に一定の規格ではなく，それぞれの国が独自のシステムを作っていた．日本では厚生労働省の総合衛生管理製造過程という認証制度があり，「乳・乳製品，食肉製品，容器包装詰加圧加熱殺菌食品，魚肉練り製品，清涼飲料水の製造・加工工場」が対象となっており，他の食品類は対象ではないが，独自に採用した業種があり，食品衛生法を定めた厚生労働省の所管による審査・認証業務が行われている．

　しかし，各国が独自のシステムを制定して運用しているのは混乱を招くこともある．そのためWHOとFAOの合同委員会であるコーデクス食品委員会で「食品衛生一般原則に関する国際業界標準」の付録として提出されたHACCPシステムが国際的に認知されている．

　HACCPの内容は製造工程が中心で，トップ責任や部門間相互の連携が明確でないこと，さらには出荷された製品の流通段階の対応が不足しているなどの欠点があった．

　HACCPとISO9001の違いはHACCPが食品の安全・安心のみを保障するシステムであるが，ISO9001は製品やサービスの品質すべてを管理対象にしているので，食品の安全・安心は品質の一部で，HACCPはISO9001の部分システムともいえる．

　これらマネジメントシステムの欠点を補うため，ISO9001とHACCPを結び付けたISO22000が誕生した．

　従来の衛生管理の方法は最終製品の検査に重点をおいていたが，HACCPシステムによる衛生管理の方法は食品の安全性について危害を予測し，危害を管理することができる工程を重要管理点として特定し，重点的に管理することにより，工程全般を通じて危害の発生を防止し，製品の安全確保を図ることである．具体的には「危害分析（HA），重要管理点の設定（CCP），管理基準の設定，モニタリング方法，改善措置，検証方法及び記録の維持」の7原則にそって具体的に実施する．

〔青貫喜一〕

文　　献

1) 農林物資の規格化等に関する法律（平成 26 年 6 月 4 日改定）.
2) 食品表示法（平成 27 年 4 月 1 日施行）.
3) 食品表示基準（平成 27 年 3 月 30 日公布）.
4) （財）日本植物油協会ホームページ．http://www.oil.or.jp/
5) 食品中に残存する農薬等に関するポジティブリスト制度（平成 15 年法律 55 号）.
6) （財）日本工業標準調査会ホームページ．http://www.jisc.go.jp/
7) （財）食品産業センターホームページ．http://www.shokusan.or.jp/

5 油 脂 製 品

● 5.1 食用植物油脂製品 ●

5.1.1 食用植物油脂のJAS格付け数量及び包装形態

　JAS規格では食用植物油脂はサラダ油，精製油，軽度精製油に区分されているが，JAS格付数量実績[1]では，家庭用（8 kg未満），業務用（8 kg以上25 kg未満），加工用（25 kg以上）の区分でも集計している．

　平成1（1989）年からの格付数量の推移を図5.1に示した．食用植物油脂の全格付数量は平成8（1996）年から減少してきたが，平成18（2006）年以降はほぼ横ばいである．区分ごとにみると加工用のみ上昇傾向にあり，家庭用と業務用は減少している．家庭用の減少は高齢化，核家族化及び共稼ぎの増加などから家庭で植物油を使用した料理が減少しているのが主な原因であると考えられる．また，1999年度から特定保健用食品（特保）マークの付された油脂，いわゆる健康油といわれる製品が登場した．この健康油はJASマークが付されていない，いわゆる非JAS品であり，その販売数量の増加とともにJAS品が相対的に減少したことも要因のひとつに考えられる．

　業務用の減少は一斗缶（16.5 kg）が重く取り扱いにくいこと，広い保管スペースを必要とすること及び空き缶を処理しにくいことなどから，最近では小型タンクを設置

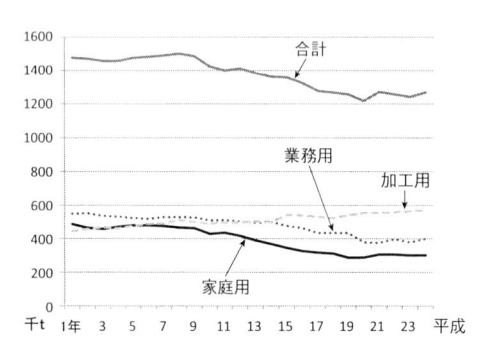

図5.1 食用植物油脂のJAS格付け数量の推移

して定期的に小型ローリーで配送する方式が増加したことにもよると考えられる．

　食用植物油脂の包装形態は家庭用容器ではペットボトルに代表されるプラスチックボトル，ガラス，缶，わずかであるが紙容器がある．

　そのうち，揚げ物や炒め物に使用される汎用な植物油脂には安価で軽く，透明感のあるペットボトルや種類の異なった樹脂を多層成型した把手付きのプラスチック容器が多く使用される．使い勝手のよいプラスチック容器ではあるが，金属缶やガラス瓶に比較して気密性や耐光性に劣り，保存安定性は悪い．スズメッキした鋼板製やアルミニウム製の缶は贈答用の植物油に多く使用されてきたが，最近ではより気密性を高めたペットボトルも開発され，贈答用容器にも使用されている．

　ガラス瓶はオリーブ油，ごま油やプレミアムオイルと称される比較的高価な油脂に使用されているが，重いことや割れなどに対する強度が劣ることから最近は軽量で取り扱いやすいペットボトルも小容量のプレミアムオイルに使用されている．

　業務用容器では圧倒的に鋼板にスズメッキした1斗缶が使用されている．その他にはバッグインボックス（bag in box）と言われる樹脂製の袋をダンボールで補強した容器に充填した製品がある．バッグインボックスは軽く，樹脂袋は使い切ると折畳めるので，厨房内での使用に便利である．

　マヨネーズ，マーガリン・ショートニングなどの大口ユーザー向けにはタンクローリーで配送されることが多い．スーパーマーケットの厨房など，比較的多量に使用するユーザーでは数百kgから2t程度の小型タンクを設置し，小型ローリーで定期的に配送する方法が増えている．タンクから直接フライヤーまで配管して，コックで差し油ができるので作業性が向上し，空き缶の処理も不要となる．

　以前はドラム缶も多く使用されていたが，充填時や使用時の作業性が悪いこと，再使用する際に十分な洗浄が必要であること及び空ドラムや製品ドラムの保管に広いスペースが必要なことなど管理上の問題もあり，ドラム缶での流通は少なくなってきている．

5.1.2 食用植物油製品の用途
a. JAS区分別の用途

1) サラダ油　サラダ油は主にマヨネーズ，ドレッシングやマリネなどの料理に，生のまま使用されることが多いので，マイルドな風味のものが求められる．また，マヨネーズ製品は低温で白濁や結晶が出やすい植物油を使用すると冷蔵庫や低温で長時間，保存した際に乳化が壊れ，油が分離することがある．

そのため，とうもろこし油やひまわり油などでは脱ロウ処理して白濁，結晶化する低融点成分を除去している．

サラダ油でも冷蔵庫中で長時間または非常に寒い場所に保管された場合には脱ロウ処理されていてもゼリー状化や濁ったりすることがある．

近年ではあっさりした揚げ物が好まれるため，サラダ油は揚げ物用にも多く使用されている．油種では業務用及び加工用にはなたねサラダ油，大豆サラダ油，とうもろこしサラダ油が多く使用されている．家庭用，とくにギフト関連ではその他にひまわりサラダ油，サフラワーサラダ油，綿実サラダ油，こめサラダ油及びそれらの調合サラダ油などがある．

2) 精製油　精製油は白絞油（しらしめゆ）または天ぷら油とも言われている．汎用な白絞油は大豆白絞油，なたね白絞油，こめ白絞油などがある．サラダ油との大きな違いは，白絞油にはJAS規格の冷却試験項目がない．

精製油は天ぷら，フライなどの揚げ物用として高温に加熱して長時間，くり返して使用されるので加熱安定性が要求される．加熱安定性の良い油脂とは高温で長時間，くり返し揚げ物をした際，泡立ち，発煙，着色，粘度上昇などの発現が遅い油脂を言い，加熱安定性の良い油を「腰が強い油」，悪いものを「腰が弱い油」，劣化した油を「疲れた油」などと言う．劣化した油で揚げた製品は風味や揚げ上がりなどの見映えが悪く，保存性にも悪影響を及ぼす．

加熱安定性は植物油脂を構成する脂肪酸の種類に関連し，多価不飽和脂肪酸を構成脂肪酸として多く含む油脂は加熱安定性に劣る．逆に構成脂肪酸として飽和脂肪酸の多いパーム油は加熱安定性に優れているが，常温で固体のため使い勝手が悪い．パームオレインは固化しやすい高融点成分を分別除去した油脂で取扱いやすく，最近はその使用が増えているが味は淡泊であることや揚げ物は冷えると艶がなくなるなどの欠点から，長期の保存安定性が必要な用途を除くと，単体で

の使用は少なく，精製大豆油やなたね油などとの調合油として業務用に使用されている．

パーム油やパームオレインなどは保存安定性に優れているため，長期間保存される即席麺や米菓などに使用されているが，米菓用には保存安定性や風味のよいこめ油も多く使用されている．

精製油はサラダ油に求められる低温下での耐寒性（濁り，結晶の析出）を重要視しないが，近年の精製油は精製度が高くなり，サラダ油に近い品質をもつものが多い．

3) **軽度精製油**　軽度精製油は「赤水」ともいわれ，なたね油の場合，原料を焙煎して圧搾した原油をアルカリ脱酸せず，加熱し，水和脱ガム処理のみ実施した製品である．軽度精製油は独特の風味を残して色相も赤黄色が濃く，揚げ物をきつね色にし，香ばしい風味を付与するため，油揚げなどの揚げ物用に使用されている．

4) **香味油**　中華料理のごま油，落花生油やイタリア料理のオリーブ油は料理に合った独特の風味を有しているが，最近ではさらに料理に個性のある香味を付与する香味油が販売されている．これらの油は料理にふりかけ，混ぜ合わせて使用される．その代表的なものがラー油であるが，その他にもガーリック油やバター風味油やバジルの細片を入れたものがある．

b. 栄養機能を追求した油

植物油脂はリノール酸やα-リノレン酸のような必須脂肪酸を多く含み，かつトコフェロール，ゴマリグナンや植物ステロール類，こめ油のオリザノールなどのように酸化防止能やコレステロール低下作用などの生理活性に富む微量成分を含んでいる．必須脂肪酸は体内では合成されないので経口摂取によらねばならず，植物油脂は非常に重要な供給源である．

近年，健康志向が高まるにつれて健康を意識した食品・飲料が販売されるようになってきたが，食用植物油脂でも栄養機能を追求し，健康を意識した製品が販売されている．

わが国において健康に付加価値をもたらす食品・飲料の効果などを表示するには，保健機能食品制度の制限を受けるが，保健機能食品には個別許可型の「特定保健用食品」と規格基準型の「栄養機能食品」がある．また食品表示法の施行に

伴い機能性表示食品の制度か始まった．とくに，特定保健用食品は国の認可が必要である．食用植物油脂の特定保健用食品は1999年頃から販売され始め，現在は次のような機能を謳った製品がある．

大豆の胚芽部分を分離濃縮して含有植物ステロール濃度高め，コレステロール低下作用を追求した大豆胚芽油や中鎖脂肪酸と植物油を構成する脂肪酸を一部エステル交換し，脂肪蓄積抑制作用を追求した中鎖脂肪酸含有油脂がある．

一方，栄養機能食品は定められた基準にしたがって，栄養成分の機能を表示するものであるが，特定保健用食品のように認可申請や届け出の必要がない．栄養機能を表示するための基準が定められている栄養成分はビタミン類とミネラルであるが，その大部分は水溶性であるため，食用植物油脂では油溶性のビタミンEを強化したものが販売されている．

c. その他の特徴のある油脂

植物油脂は主に飽和脂肪酸，オレイン酸，リノール酸，リノレン酸で構成されるが，それぞれの脂肪酸の特徴を謳った製品がある．

厚生労働省の日本人の食事摂取基準[2]によれば，n-3系不飽和脂肪酸は血中中性脂肪値の低下，不整脈の発生防止，血管内皮細胞の機能改善，血栓生成防止作用など，種々の生理作用を介して生活習慣病の予防効果を示すと言われている．

このようなことを意識して最近ではn-3系脂肪酸であるα-リノレン酸の豊富さを謳ったえごま油，しそ油が販売されている．α-リノレン酸は非常に酸化しやすく揚げ物用には適さない．n-3系脂肪酸を主構成脂肪酸とする油脂には上記のもの以外にあまに油がある．あまに油は主に工業用に使用されているが，最近では脂肪酸のバランスを考慮し，複数の植物油を配合した製品がある．

また，オレイン酸は悪玉コレステロール（LDL：low density lipoprotein コレステロール）を増加させず，善玉コレステロール（HDL：high density ripoprotein コレステロール）を低下させないとの報告もあり，オレイン酸を強調した製品も販売されている．オレイン酸の豊富な油種にはハイオレインひまわり油，ハイオレインサフラワー油，オリーブ油などがあるが，最近ではなたね油でもオレイン酸が80%を超えるものも輸入されている．

d. 使用上の適性を付与した油脂

1) 付着防止機能を付与した油脂　　離型油・天パン油はパンを焼成する際，

生地が型やトレーに付着しないように塗布する油脂で付着防止効果を上げるため，乳化剤などを配合しているものがある．また，炒め物をする際，フライパンなどへの焦げ付きや付着防止のために使用される「炒め油」も販売されている．

さらに手延べそうめんのように麺を伸ばす工程で麺と麺が付着しないように麺の表面に綿実油などを塗っているが，これも油脂の付着防止機能を利用したものである．

2) **艶出し油** 油脂は素材の風味を引き出すだけでなく，食品の艶出しにも効果的である．これは油脂を食品の表面に塗布することにより，水分の蒸発を抑え，乾燥を防ぎ，表面の艶を出す．

また，炊飯時に植物油を少量入れることにより，艶がありふっくらとした米飯が炊き上がり，炊飯釜や杓子に飯粒の付着も防止できる．この機能を向上させるため，レシチンや乳化剤を配合した「炊飯油」が販売されている．

さらに，オイルサーディンのように素材を油漬けして水分の蒸発防止や空気との接触で変質するのを防ぐために綿実油などを油漬けに使用する用途もある．

〔青貫喜一〕

文　献

1) （公財）日本油脂検査協会編．JAS 格付数量報告，平成 1 年〜24 年度版．
2) 厚生労働省編（2010）．日本人の食事摂取基準，第 5 版．

5.2 油脂食品

　油脂食品に明確な定義はない．油脂含有量が比較的多い加工食品，調味料が油脂食品の範疇と考えられる．室温で液体状態の食品で，マヨネーズ，ドレッシング，クリームなどがあげられる．最近では油脂の含有量が多いとカロリーが高くなる点が問題視され，油脂含有量を減らすさまざまな工夫が行われ多様な商品が市場を賑わしているが，本来の味や食感が損なわれる問題も生じている．

5.2.1　マヨネーズ[1]

　マヨネーズは 18 世紀の中頃，フランスの貴族が地中海のメノルカ島（スペイン）

のマオンでその製法を習いヨーロッパに広めたとされ，地名のマオンがマヨネーズの語源とも言われている．乳化型食品であるが，微生物汚染のない食用油が成分の多くを占め，食酢の酸度，調味料としての食塩の効果により微生物汚染のリスクが低く長期保存が可能な点が大きな特長である．20世紀の初めにはアメリカで工業化された．日本でも戦前に販売が開始されたが，広く使用されるようになったのは戦後である．日本ではサラダ用途だけではなく幅広く使用される基礎調味料として認知されているが，JAS法上ではドレッシングの一種とされている．

　マヨネーズの主成分は，食用植物油，食酢，卵，調味料，香辛料であり，水中油滴（O/W）型の乳化物である．家庭でも「手作りマヨネーズ」としてマヨネーズを作ることがあるが，工業的にもこの作り方を拡大したものが基本である．すなわち，食酢と卵に調味料，香辛料を溶かした後，攪拌しながら食用油をゆっくりと徐々に所定量投入していく方法である．徐々に食用油を加える理由は分離や転相を防ぐためである．さらに均質化機（コロイドミルなど）を使用し油脂を細かい粒子径として乳化を安定させる．食酢や卵の配合量にも影響されるが，油分の比較的高いドレッシングである．水中油滴型で乳化しているが，卵のリン脂質が乳化を保持しているからであり，JAS法上でマヨネーズに乳化剤を使用することはできない．マヨネーズには十分に精製したサラダ油が使用される場合が多い．サラダ油は低温に保管された場合に濁り（油脂の一部が固化したもの）を生じにくくなっているためである．マヨネーズ中の油滴の中に結晶が生じると油滴の乳化界面が破れ油滴が合一するが，これがくり返されるとマヨネーズを形成する乳化が破壊され油が分離してしまい，マヨネーズの機能が失われてしまうことになる．油種としては，なたね油（キャノーラ油）や大豆油のサラダ油グレードが一般的である．さらにとうもろこし油，ひまわり油，サフラワー油（いずれもサラダ油グレード）などの比較的ヨウ素値が高い油種が適している．オリーブ油やごま油といった風味のある油でもマヨネーズを作れるが，作ったマヨネーズの保管温度には注意が必要である．また，複数の油を配合した方が低温保管時の結晶が析出しにくい傾向があり，冷蔵庫に保管される（とくに開封後）ケースも踏まえて配合した食用油が原料となる場合が多い．

　マヨネーズは長期保存が可能なために保存中の劣化に注意を払う必要がある．マヨネーズの保存中の劣化としては，微生物汚染，構成成分である油脂の酸化，

糖とアミノ酸の反応（メイラード反応），原料中のタンパク質分解酵素による卵黄タンパク質の分解などがあり，油の分離（乳化の破壊）や変色のような目で見える劣化に至ることもある．マヨネーズは製造後に殺菌工程はないがその配合組成から微生物の増殖が起きにくい．ただし，原材料由来の耐酸性菌や製造機械に付着していた微生物による汚染のリスクはある．それ故原材料の選択や製造機械の清掃，殺菌が重要である．昔のマヨネーズの包装容器はガラス瓶が主流であった．ガラス瓶は空気中の酸素の透過が皆無であるので，マヨネーズを含めて油脂製品の酸化を防ぐ目的であれば最適な包装容器である．現在，包装容器はポリエチレンチューブになっているが，ポリエチレンは空気中の酸素を透過するため油脂が酸化することになる．さらに，乳化状態の油脂は空気に接触する表面積が大きく酸化のスピードも速い．したがって，マヨネーズは多層ポリエチレンチューブを用い，中間層に酸素バリア性の樹脂を挟み空気中の酸素の透過を防ぎ酸化を防いでいる．メイラード反応やタンパク質分解酵素による劣化は使用する原材料の選択でその影響を少なくしている．なお，自家製マヨネーズの場合，卵のサルモネラ菌汚染は十分に配慮する必要がある．

　油脂を含めて有機化合物は光の存在により酸化が進む．マヨネーズの保存は常温・暗所が基本（開封後は冷蔵庫保存）である．しかし，包装容器はほぼ透明であり，販売店の店頭や家庭の台所でも蛍光灯の光に晒されている．大豆油は光の存在により酸化の初期段階で特有の風味（戻り臭）を生じる傾向があるため，マヨネーズの配合油として大豆油を単独で用いることはないようである．現在のマヨネーズはなたね油（キャノーラ油）が主体となっている場合が多い．これは冷蔵庫温度域での大豆油の物理的物性（長期の保存で結晶が析出しやすい）にも原因がある．一方，耐冷凍性マヨネーズ（冷凍食品に使用されるマヨネーズ）には大豆油が用いられる場合が多い．これは，冷凍温度域に保存された大豆油の固体脂含有量が比較的低く，解凍時に分離しにくいためである．

5.2.2　ドレッシング

　ドレッシングの起源は明らかではないが，古代ギリシャでは生野菜を食べる習慣があり，その頃まで遡るのではないかと考えられる．ドレッシングの用語は服装や服飾，化粧や食品にかけるソースを意味し，dress up から派生した用語で

ある．基本的な配合は食酢や調味料を含む水層部と食用油から成り，JAS法[2]上はマヨネーズもドレッシングに含まれる．日本においてマヨネーズは昭和の初めに市販されるようになったが，家庭用商品としてフレンチドレッシングが市場に登場したのは昭和33年であった．ドレッシグは性状から半固体状，乳化液状，分離液状に分類される．JAS法ではこれら3種類のドレッシングに加えてマヨネーズとサラダクリームドレッシングが加わる．マヨネーズは半固体状ドレッシングの範疇であるが，原材料に卵を使用する点が特長となる．最近，油脂は高カロリーというやや短絡的な考え方で油分を減らしJASの規格範疇外ではあるがドレッシングタイプ調味料，サラダ用調味料というジャンルも存在する．これらを合わせてドレッシング類として表示に関する公正競争規約[3]が定められている．摂取カロリーを減らしたいという市場からの要求は理解できるが，ドレッシング中の油脂は調味料の鋭角的な味を和らげるだけではなく，野菜に含まれる脂溶性ビタミンの吸収を促進する機能をもつことを考えると，ドレッシング製品においてその使用量を考えるとわずかなカロリーを減らす意義を再考すべきではないだろうか．

　JAS法上ドレッシングは食用植物油と食酢もしくは柑橘類の果汁を必須成分とし，食塩，調味料，香料などを加えて水中油滴型（O/W）に乳化した半固体状もしくは液体状，または分離状の調味料で主としてサラダに使用するものとされている．また利用できる原材料も規定されている．乳化タイプのドレッシングにおいて使用可能な乳化剤はレシチンおよびその誘導体に限定されているため，ガム類などの糊料を使用して乳化した油滴の合一を防いでいる．

　ドレッシングの製造方法は基本的にマヨネーズと同じであり，予備乳化と本乳化（均質化）から成る．香辛料やピクルスの細片を混ぜる場合は，均質化の後に投入して混合する．分離液状タイプであれば均質化は不要で調製した油層部と水層部を混合するだけでよい．食用油の配合比率は，伝統的なフレンチドレッシングでは食用油2に対して食酢1であったが，最近では食用油の配合比率を下げて低カロリーを全面に出した製品が主流となっている．油分はマヨネーズで65％以上となっているが，ドレッシングはJAS法上，最も油分が低い場合でも10％以上となっている．使用する油脂の種類や製品の保管上の注意などはマヨネーズと同じと考えてよい．なお，マヨネーズと異なり香辛料やピクルスの細片，澱粉（加

工澱粉を含む）糖類などの種々の原材料を使用するため，その保存性に影響を与える要因も多くなる．賞味期限の設定を含めた保存性の確認には細心の注意が必要である．

5.2.3 クリーム

クリームをその成分により分類すると，原料としての牛乳を遠心分離して得られる乳脂肪分のクリーム（生クリーム），植物油脂を使用した植物油脂クリーム（non-dairy cream），乳脂肪と植物油脂を組み合わせたコンパウンドクリーム（compound cream）がある．法規上[4]は，生乳，牛乳または特別牛乳から乳脂肪以外を除去したものと定義され，乳脂肪分18％以上などの規格が定められていて，乳脂肪以外のクリームは存在しないことになる（クリームという名称を使用しない商品名で販売されている）．諸外国では乳脂肪の比率によりさらに細分されている．

一方，クリームは乳化タイプによっても分類され，ホイップクリームやコーヒーホワイトナーのような水中油滴（O/W）型と，バタークリームのような油中水滴（W/O）型がある．本編ではこの分類により説明を行う．

ホイップクリームは起泡を目的とする水中油滴（O/W）型クリームで，原料油脂として乳脂肪，コンパウンド，植物性いずれも使用されている．味・風味は乳脂肪を原料とした製品が優れているが，保存性や価格などで植物性やコンパウンドの需要も多い．クリームの状態で流通する際は，乳化状態の安定性が品質の最重要ポイントである．油層中の油脂は油滴（脂肪球）の状態で存在しているが，油滴同士が合一をくり返し大きくなると油層と水層が分離する．ホイップクリームの場合，油滴内の油脂の物理的物性はホイップ時の保形性を保つため重要であるが，クリームとして流通する温度帯ではある程度の固体脂を含有している状態である．固体脂は何種類かの結晶型が存在し熱履歴などの影響を受け，よりエネルギー的に安定な結晶型に転移するが，結晶転移が油滴の界面で起きると油滴の合一に大きな影響を与える．ホイップクリームは，ホイップ操作で抱込んだ気泡の周囲を油滴が取囲み，それが水相中に存在している状態になる．その状態のモデルを図5.2[4]に示した．さらにホイップを継続すると，油滴が接触して界面が合一を起こしクリームが硬くなり体積も小さくなる．ホイップは油脂の結晶化以

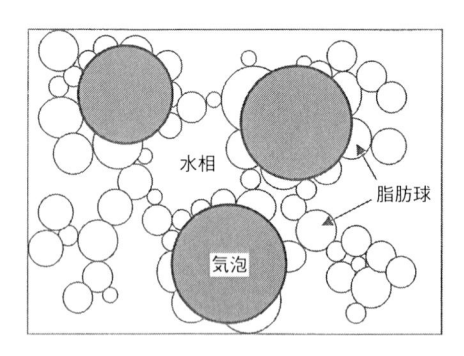

図 5.2 ホイップクリームの構造
((社) 日本油化学会編 (2005):油脂・資質の基礎と応用,p. 261 より)

下の温度で行う必要があり，空気の抱込みによる体積の増加（オーバーラン）にも限界がある．油滴内の油脂は，5〜20℃の範囲では固体脂含有量が高く，30〜40℃の範囲（人の体温）では固体脂含有量が低いことが望ましい．乳脂はこの特性をもつ油脂であり，植物油ではやし油やパーム核油（およびこれらの水素添加油脂）も類似した物性をもっている．

　ホイップクリームの原材料は，生クリーム，牛乳，バターなどの乳製品，油脂，乳化剤，増粘多糖類，リン酸塩，香料などである．製造は，乳成分，副原料を含む水相に油脂を混合したのち，予備乳化，加熱殺菌，冷却，均質化処理を実施し，エージングを行う．粉末タイプの場合は噴霧乾燥を実施する．

　コーヒークリームは，コーヒーへの分散性に優れた特性が求められる．これは，生クリームをコーヒーに入れるとコーヒーの酸度により乳タンパク質が酸変性を起こしコーヒーの表面に羽根状に凝集する現象（フェザリング，feathering）や油滴が表面に浮く現象が起きるためである．一般には油分 20% 程度のコーヒークリームが製造されている．また，コーヒークリームを噴霧乾燥した粉末タイプも流通している．コーヒークリームに使用される油脂は，固体脂であるとコーヒーに加えた際の分散性に劣り液体油であると酸化安定性と白濁性に劣るため，水素添加油脂が使用されることが多かった．最近ではトランス脂肪酸を少なくする目的のため，やし油やパーム核油も使用されている．これらは酸化安定性が高く，融点もコーヒークリームに使用する油脂として適しているためである．また，粉末タイプの場合，使用される油脂は液体タイプのクリームの場合よりもさらに高い酸化安定性が求められる．これは粉末クリームに含有される油脂の空気接触面積が大きく保存中に酸化されやすいためである．融点は極端に高くなく，かつ高い酸化安定性があり，トランス脂肪酸がなるべく少なくなるように配合や加工方法が工夫されている．

バタークリームはホイップクリームやコーヒークリームとは異なり油中水滴（W/O）型の乳化物であり，連続相が油脂であるため微生物汚染に対して比較的安定である．バタークリームはバターやマーガリン，ショートニングに糖類や香料，呈味成分を加えてホイップしたものである．水相部に溶解する糖類や呈味成分をコントロールすれば水分活性を低くでき，外相が油脂であることも含めて保存性があり，乾燥も起きにくくなる．パンに塗るクリームやビスケットのサンドクリームにも使用されている．バタークリームには物性面ではホイップ性と保形性，呈味面では良好な口どけ性が求められ，これらはバタークリームに使用される油脂の物性に大きく影響される．バタークリームに使用される油脂はバターを除くと融点が30～35℃の油脂が用いられてきた．融点が低ければ口どけ性は良好だがホイップ性や保形性が低下するためである．またバタークリームは一定期間室温で保存される場合があり配合油脂（固体脂）の結晶型が重要である．不安定な結晶型であると保存中に結晶転移が起き，バタークリーム表面のざらつきや水層の分離が生じる．バタークリーム製造時に調温（テンパリング）を行い，結晶型をβ'型にすることが望ましい．

　バタークリームに用いられる油脂は植物油の水素添加油脂やパーム油が用いられてきた．水素添加油脂はシャープな口どけ性を求められるために選択的な水素添加を実施する場合が多く，結果としてトランス脂肪酸が比較的多く含まれていた．日本人のトランス脂肪酸摂取量は欧米人に比較すると非常に少ない状態[6]だが，トランス脂肪酸削減の要求は強く，バタークリームも同様の状況にある．植物性の固体脂（パーム油，パームステアリン，パーム核油，やし油など）や極度硬化油（水素添加油脂であるがトランス脂肪酸は存在しない）などを配合し，さらには必要な場合には加工（エステル交換）を行いトランス脂肪酸含有量の少ないバタークリーム製造の工夫が行われている．　　　　　　〔横溝和久〕

文　　献

1)　今井忠平（1979）．油化学，**28**，760．
2)　農林省（1975）．ドレッシングの日本農林規格，農林省告示，第955号．
　　農林水産省（2008）．同　最新改訂，農水省告示，1503号．
3)　厚生省（1951）．乳及び乳製品の成分規格等に関する省令，厚生省令，第52号．
4)　(社)日本油化学会編（2009）．油脂・脂質の基礎と応用（改訂第2版），p.261．

5.3 加工油脂製品

5.3.1 マーガリン・ショートニング・バター
a. マーガリン類

マーガリンが誕生したのは1869年で，当時ナポレオン3世の率いるフランスはドイツとの間で戦争状態にあり，バターが不足していたため，より安価で保存性の良い代用品として，化学者のイポリット・メージュ・ムーリエによって考案されたものが原型とされている．マーガリン（英：margarine）の語源はギリシャ語のmargariteで真珠という意味がある．

現在では食卓でパンにぬって直接喫食したり，主に業務用としてパンやケーキ，クッキーなど，製菓・製パン用原料として使用したりさまざまな用途があり，それに合わせて組成や機能性などが異なるマーガリンが製品化されている．製菓・製パンにマーガリンを使用する一般的な目的を表5.1に示した．また，製品形態も用途によりさまざまで，たとえば大量生産に適した流動状のマーガリンや，パイやクロワッサン用にシート状の製品もある．さらに，マーガリンの乳化形態は油脂に水滴が分散している油中水滴（W/O）型をとっているが，一部には水に油滴が分散している油中水滴（O/W）型の特殊な製品もある．

マーガリン類にはJAS規格があり，その組成からマーガリンとファットスプレッドの2種類に大別され，表5.2にその概略を示す．マーガリン類の主要原料は食用油脂，乳製品，食塩や砂糖類などの呈味原料と，食品添加物として食品への使用が認可されている乳化剤，香料，着色料などである．それらの原料を混合，乳化，冷却，練り合わせ，熟成などの工程を経て製造されている．

マーガリン類に使用される油脂はパーム油，なたね油，大豆油，パーム核油，ラード，牛脂，また，これらの油脂の分別油，水素添加油，エステル交換油などである．油脂は目的や用途に

表5.1 製菓・製パン時のマーガリン類の使用目的

パン	ボリュームを大きくする キメを細かく均一にする ソフトにする 歯切れや口どけをよくする 老化を遅延する
菓子	ボリュームを大きくする キメを均一にする ソフトにする 歯切れや口どけをよくする 老化を遅延する サクサクにする ソフトにする

表5.2 マーガリン類のJAS規格（抜粋）

	マーガリン	ファットスプレッド
性状	鮮明な色調を有し，香味及び乳化の状態が良好であって，異味異臭がないこと	1 鮮明な色調を有し香味及び乳化の状態が良好であり異味異臭がないこと 2 風味原料を加えたものにあっては風味原料固有の風味を有し，きょう雑物をほとんど含まないこと
油脂含有率	80% 以上	80% 未満
乳脂肪含有率	40% 未満	40% 未満
水分	17.0% 以下	
油脂含有率及び水分の合計量		85%（風味原料を加えたものにあっては65%）以上
原料	食用油脂，乳及び乳製品，食塩，カゼイン，植物性タンパク質，砂糖類，香辛料，食品添加物	食用油脂，乳及び乳製品，砂糖類，糖アルコール，還元水あめ，還元麦芽糖水あめ，はちみつ，風味原料，調味料，食塩，食酢，カゼイン，植物性タンパク質，ゼラチン，澱粉，デキストリン，食品添加物

よって単独あるいは数種類ブレンドして用いられる．一般的には高融点油脂，中融点油脂，液体油を組み合わせる場合が多い．呈味原料は食塩や糖類などであり，食塩はスプレッド用や製パン用で0.5～1.5%程度使用され，呈味の他に殺菌作用が目的の場合もある．糖類はスプレッド用やバタークリーム用で使用され，ショ糖液糖，ブドウ糖-果糖液糖，麦芽糖液糖などが一般的である．

食品添加物では乳化剤はマーガリンの乳化安定性を保つ以外に，原料油脂の結晶粗大化を防止したり，製パン用マーガリンの場合はパンの老化を抑制するなど，さまざまな目的で使用される．代表的な乳化剤はレシチン，モノアシルグリセロール，ショ糖脂肪酸エステル，ソルビタン脂肪酸エステルである．その他，香料は天然香料，合成香料が使用されており，バター香料，ミルク香料など，目的に応じて複数組み合わせて使用される場合が多い．着色料は一般的に天然色素としてアナトー色素，合成色素としてβ-カロテンが使用される．マーガリン類の国内生産量の推移は表5.3に示すとおりである[1]．

b. ショートニング

ショートニングは19世紀末のアメリカでラードの代用品として開発された．現在ではマーガリンと同様に，製菓・製パン用など，さまざまな用途があり，そ

表 5.3 マーガリン類の国内生産量 (t)

	マーガリン				ファットスプレッド				合計
	家庭用	学給用	業務用	小計	家庭用	学給用	業務用	小計	
H22年	11,348	1,047	141,341	153,736	43,037	79	33,333	76,449	230,185
H23年	12,757	1,089	137,252	151,098	43,337	61	36,854	80,252	231,350
H24年	12,912	1,131	138,657	152,700	40,834	39	36,349	77,222	229,922

家庭用：一般消費者向けで主にスプレッド用，料理用
学給用：学校給食の加工用，調理用
業務用：加工食品メーカー向けで製菓・製パンなどの食品製造用

(資料：(一社) 日本マーガリン工業会)

れに合わせて組成や機能性などが異なる製品が製造されている．たとえば，可塑性を改善するために窒素ガスを混入したものや，液状，粉末状の製品もある．

表 5.4 ショートニングのJAS規格（抜粋）

区 分	基 準
性状	急冷練り合わせしたものにあっては鮮明な色調を有し，香味及び組織が良好であること．その他のものにあっては，鮮明な色調を有し香味が良好であること．
水分（揮発分を含む）	0.5%以下
酸価	0.2以下
ガス量	急冷練り合わせしたものにあっては100g中20 ml以下
原材料	食用油脂，食品添加物

ショートニングにはJAS規格があり，表5.4にその概略を示す．ショートニングは水分を含まず油脂および油溶性の食品添加物のみからできている．油脂についてはマーガリンに使用するものと同等で，目的や用途によって単独あるいは数種類をブレンドして用いられる．油脂に溶解する食品添加物としてはモノアシルグリセロールなどの乳化剤，トコフェロールなどの酸化防止剤，シリコーンなどの消泡剤が代表的である．それらの原料を混合，冷却，練り合わせ，熟成などの工程を経て製造されている．ショートニングの国内生産量は表5.5に

表 5.5 ショートニングの国内生産量の推移

	ショートニング生産量 (t)
H22年	204,571
H23年	205,121
H24年	229,397

(一社) 日本マーガリン工業会資料より

示すとおりである[1].

c. バター

バターは牛乳から作られる乳製品の代表的なものである．その歴史は大変古く紀元前200年頃には作られていたことがインドの経典に記されている．本格的に生産されるようになったのは，1878年に連続式遠心分離機が発明され，バターの原料となるクリームの生産が効率化されてからである．

現在ではマーガリン類と同様に食卓でパンに塗って直接喫食する他，製菓・製パンや調理，さらにはマーガリンやホイップクリームなど油脂製品の原料など幅広い用途がある．バターは乳及び乳製品の成分規格などに関する農林水産省の省令において定義されており，「バター」とは，生乳，牛乳または特別牛乳から得られた脂肪粒を練圧したものをいう．

バターの脂質はバター脂（乳脂肪）である．乳脂肪は他の動植物油脂に比べて多くの特徴があり，複雑多種な脂肪酸組成やトリアシルグリセロール組成をもつのもそのひとつである．特殊な物理的性質はそれらに起因しており，バターが低温度域で固体脂肪が多くマーガリンよりも展延性に劣り，高温度域では急激に固体脂肪含量が低下して軟化するのは，酪酸からカプリン酸に至る低・中級の飽和脂肪酸を7〜10%含んでいるためである．また，製造時に上昇融点は30〜35℃で夏に低く，冬に高く調節されているためヨウ素価は30〜38で夏に高く冬に低いことは古くから知られている．また，微量成分としてラクトンなどの香気成分を含み，それに由来する芳醇な風味がバターの特徴となっている[2].

バターの製造は表5.6に示すように牛乳から分離したクリームを機械的に激し

表5.6 牛乳からバターの製造方法[1]

操 作	目 的
分離	遠心分離器で脂肪分約40%の生クリームを得る
殺菌 冷却	80℃，30分殺菌保持後，5℃まで冷却する
エージング	10℃で12〜24時間タンクでエージングする
チャーニング	バター粒を形成する
水洗	バターミルクの除去と，バター粒を硬化する
加塩	製品中塩分1.4%になるように添加する
ワーキング	水分および食塩を分散させ，組織を均一にする

表5.7 バターの国内生産量の推移

	バター生産量（t）
2010年	73,621
2011年	62,845
2012年	68,984

農林水産省大臣官房統計部資料より

く撹拌して脂肪球皮膜を破壊し内部の脂肪を溶出した後，さらに撹拌を続けて脂肪塊を形成させ，水相と分離するチャーニング工程と，脂肪塊を混練することにより水相を脂肪相中に均一に分散させるワーキング工程を経て行われる．このクリームからバターに至る過程で，乳化状態は水中油滴（O/W）型から油中水滴（W/O）型に変化する[3]．特殊な製品として乳脂肪を低融点画分と高融点画分とに分別し，分別乳脂肪を用いたソフトバターや成分を調製したものも生産されている．バターの国内生産量の推移を表5.7に示す[1]．

5.3.2 チョコレート

チョコレートが現在のような形態になるまで数千年の歴史がある．カカオの原産地はアマゾン川やオリノコ川の流域と考えられている．16世紀初頭にはカカオ豆は現在のメキシコ地方で栽培されるようになり，豆のまわりのパルプを食べ，パルプから酒やカカオ飲料を造り，上流階級の飲料として利用していた．その後，カカオ飲料がスペイン王室へ献上されたのを契機に，その発展の舞台を中南米からヨーロッパへ移した．現在のような食べものに変わったのは19世紀の英国ビクトリア女王時代と言われている．1828年，オランダ人のバン・ホーテンがカカオ豆から油脂分であるココアバターを搾油する方法を考案し，ココアパウダーを発明したのが発端で，以後のカカオ産業が急速に発展し，やがて現在のような板チョコが大規模に生産されるようになった[4]．

チョコレートは，ココアバターに砂糖やカカオマスなどの固体微粒子が分散している．その製造工程は，まず原材料のカカオ豆を選別して，皮を取り除きカカオニブを得る．これを焙煎，すりつぶしてカカオマスとして，そこに砂糖やミルクなど他の原料と，さらにココアバターを加えて，リファイナーと呼ばれるロールミルで微細化する．その後，コンチェと呼ばれる機械で数時間練り上げると，あのチョコレート独特な風味が出てくる．これを型に流し込み，冷却して油脂分のココアバターを固化させる．このとき，ココアバターの結晶をV型と呼ばれる結晶型で固めるのが重要で，この結晶型は結晶粒径が細く，見た目に光沢があり，口どけも滑らかで，高密度なので型からきれいに外れやすいとされている[5]．

ココアバターの構成脂肪酸はパルミチン酸（P），オレイン酸（O），ステアリン酸（S）であり，トリアシルグリセロール構造は2位置にO，1位にSまたはPが結合しているPOP, POS, SOSが全体の80%を占めている．この組成上の特徴から，体温付近で急激に溶ける物性を示し，これが口どけの良さにつながっている．また結晶多形は不安定型から最安定のⅥ型まで6つ知られており，上述のように品質の良いチョコレートは2番目に安定なⅤ型で結晶化しており，最安定なⅥ型はブルーミングと呼ばれるチョコレートの表面が白っぽく粗くなる現象の原因とされている[6]．

チョコレートについては，公正取引委員会の認定を受けた「チョコレート類の表示に関する公正競争規約」が設定されており，この規約に基づいてチョコレート類について，定義を設けて規格基準が明確にされている．チョコレート製品の国内生産量の推移を表5.8に示す[1]．　　　　　　　　　　　　　〔石黒　隆〕

表5.8　チョコレート製品の国内生産量の推移

	チョコレート製品生産量 (t)
H22年	195,595
H23年	201,991
H24年	200,140

日本チョコレート・ココア協会資料より

文　　献

1) 油脂，**67**(1), 111-138 資料 (2014).
2) 土屋文安 (1970). 油化学，**19**(8), 757-764.
3) 中島一郎 (1995). 日本食生活学会誌，**6**(1), 22-36.
4) 佐藤清隆 (2013). チョコレートの散歩道．エレガントライフ．
5) 蜂屋厳他 (1988). 油化学，**37**(6), 431-436.
6) 古谷野哲夫・蜂屋厳 (1989). ジャパンフードサイエンス，**28**, 59-65.

5.4　非食用油脂製品

食用以外の工業分野での油脂の利用は，表5.9の用途別油脂消費量を見ると，戦前は工業用の消費が食用を上回っていたが，戦後の経済の回復とともに食用の消費量が工業用を上回るようになった．これは合成洗剤や塗料に代表されるように石油化学による合成原料が，それまで動植物油脂が使用されていた分野で置き換わったことや，我が国の食水準の向上と食生活の欧米化によるものであると考

表5.9 用途別油脂消費量の推移

年次	食用 (1,000 t)	比率 (%)	工業用 (1,000 t)	比率 (%)
'34-'36年平均	78	32	167	68
1941	55	21	202	79
1943	53	26	148	74
1945	20	24	65	76
1950	90	45	112	55
1955	259	50	258	50
1960	441	58	320	42
1965	716	71	290	29
1970	1,035	71	421	29
1975	1,274	81	300	19
1980	1,729	81	411	19
1985	2,025	82	434	18
1995	2,356	83	475	17
2000	2,503	84	468	16
2005	2,530	83	533	17
2009	2,326	80	571	20

参考資料：農林水産省"我が国の油脂事情"

えられる．

しかし，非食用は1975年以降10数%で推移していたが，2009年の油脂の消費割合をみると20%に増えており，地球環境保護や石油資源の有限性の問題から，天然資源である油脂の工業利用が改めて注目されているようである．

油脂を工業分野で利用する場合，油脂そのままで化粧品や塗料や潤滑油に利用する場合と，油脂を脂肪酸とグリセリンに加水分解して利用したり，さらにそれらを誘導体化して使用する場合があるが，工業的には後者の方が圧倒的に多い．脂肪酸の誘導体としては脂肪族アミン，脂肪族アルコール，エステル油や各種界面活性剤として用いられている．表5.10に界面活性剤の需要分野別構成比を示した．繊維工業での使用が最も多いが減少傾向にあり，それに対し香粧品および医薬での使用量が増加している．

油脂およびその誘導体の工業用途の使用例を，以下に代表的なものについて示した．さらに詳細については参考書[1]を参照されたい．

5.4.1 洗浄剤

a. セッケン

セッケンは脂肪酸のアルカリ金属塩であり，身体や衣類の洗浄に用いる界面活性剤として古くから使用されてきた．

セッケンの原料として用いられる油脂はさまざまであるが，水に溶けやすい炭

表 5.10 界面活性剤の需要分野別構成比 (%)

分野	1995年	2000年	2005年	2011年
繊維	22.9	20.7	16.3	13.8
香粧品・医薬	9.2	10.5	11.8	13.3
生活関連	8.1	7.1	8.7	10.6
ゴム・プラスチック	10.5	11.4	11.7	11.2
土木・建築	10.1	10.3	10.3	10.0
紙・パルプ	5.0	6.2	6.2	5.9
機械・金属	5.2	5.7	4.2	6.0
界面活性剤工業	4.3	3.9	8.4	5.9
クリーニング	3.6	4.0	4.1	4.5
食品	6.7	6.5	4.5	4.4
塗料・インキ	2.4	3.0	3.2	3.1
環境保全	0.7	1.3	2.6	2.4
農薬・肥料	1.6	1.7	1.7	1.8
その他	9.3	7.6	6.3	7.0
合計	100.0	100.0	100.0	100.0

日本界面活性剤工業会「界面活性剤等統計年報」(2012年)

素数が 12～14 のラウリン酸，ミリスチン酸セッケンの原料油脂としてはやし油やパーム核油が主に用いられ，水に溶け難いが油性の汚れの洗浄力が高い炭素数が 16～18 のパルミチン酸，ステアリン酸セッケンの原料油脂としてはパーム油や牛脂が主に用いられ，これらの油脂を混合して目的にあったセッケン用の油脂配合処方が決められる．

　セッケンの製造方法としては，油脂を水酸化ナトリウムや水酸化カリウムでアルカリ加水分解してセッケンとグリセリンを得るケン化法，油脂をあらかじめ脂肪酸とグリセリンに加水分解して得られた脂肪酸をアルカリで中和してセッケンを作る中和法，油脂とメチルアルコールのエステル交換反応によって脂肪酸メチルエステルを作り，これをアルカリでケン化してセッケンを作るエステルケン化法がある．これらのセッケンを目的に応じて，香料を添加したり，成形して化粧セッケン，洗濯用固形セッケンや洗濯用粉セッケンにする．

b. 衣料用洗剤

　衣類の洗浄に用いる洗剤はセッケンと合成洗剤に大きく分けられ，またその形状によって固形，粉末，液体などがある．現在は合成洗剤が大部分を占め，セッケンの使用は少なくなっている．

　衣料用洗剤に用いられる界面活性剤としては直鎖アルキルベンゼンスルホン酸塩，α-スルホ脂肪酸メチルエステル塩，アルキル硫酸塩，α-オレフィンスルホン酸塩，ポリオキシエチレンアルキルエーテルなどをいくつか組み合わせて用いられる．二槽式洗濯機が用いられていた時代は，泡立つことが求められていたが，全自動洗濯機の普及と環境対応のために，泡立ちは抑えることが求められ，少量の界面活性剤量で洗濯でき，すすぎ回数も少なくてすむものが求められるようになってきた．

c. 柔軟仕上げ剤

　衣類は洗濯をくり返すと，繊維の製造・加工工程で用いられた柔軟剤が落ちて堅くなってしまう．そこで，洗濯のすすぎ時に柔軟仕上げ剤を加えると，衣類がもとの風合いを回復して，柔く仕上げることができる．柔軟仕上げ剤にはカチオン界面活性剤が配合されており，水中でマイナスに帯電している繊維に吸着して柔軟効果と帯電防止効果を付与する．ここで使用される代表的なカチオン界面活性剤はジアルキルジメチルアンモニウムクロリドである．

d. シャンプー

　シャンプーは髪および頭皮の汚れを洗浄するものであるが，単に汚れを洗浄するだけでなく，洗浄中の泡立ちや指通りの良さが求められ，洗浄後の髪の風合いの良さや良い香りも求められる．また，ほとんどの人が毎日シャンプーをするようになってきたために，洗浄効果が高すぎて頭皮にとって必要な成分までも除去してしまわない程度の洗浄性が求められ，かつ低刺激で安全性が高いものが求められる．

　表5.11にシャンプーの組成を示す．洗浄剤の主成分はアニオン界面活性剤であり，代表的なものとしてアルキル硫酸塩，アルキルポリオキシエチレン硫酸塩，アシルメチルタウリン塩，アシルグルタミン酸塩やアルキルリン酸塩などが用いられる．さらに，液の粘性を高め起泡性を良くし，界面活性剤の刺激性を低減する目的で両性界面活性剤やノニオン界面活性剤が配合されている．代表的なもの

表 5.11 シャンプーの組成

成　分	配合量（％）
洗浄剤 　　アルキル硫酸塩 　　アルキルポリオキシエチレン硫酸塩 　　アシルメチルタウリン塩 　　アシルグルタミン酸塩 　　アルキルリン酸塩	10〜20
起泡・増粘剤 　　アルキル酢酸ベタイン 　　アルキルイミダゾリン 　　アシルモノエタノールアミド 　　アルキルアミンオキシド	1〜5
コンディショニング剤 　　カチオン化セルロース 　　カチオン化グァーガム 　　ポリジアリルジメチルアンモニウムクロリド 　　高分子シリコーン	0.1〜1
増粘剤 　　セルロース誘導体	<1
保湿剤 　　グリセリン 　　1,3-ブチレングリコール 　　プロピレングリコール	<10
キレート剤・pH調整剤 　　エチレンジアミンテトラ酢酸塩 　　クエン酸塩	<2
香料	<3
防腐剤	<1
水	残分

としてはアルキル酢酸ベタイン，アルキルイミダゾリン，アシルモノエタノールアミドやアルキルアミンオキシドなどが用いられる．

e. リンス

リンスはシャンプー後の毛髪のからまりを無くし，乾燥後の髪にしっとり感とさらさら感を与え，静電気を防止してくし通りを良くするものである．リンスの組成を表 5.12 に示す．

リンスの主基剤はカチオン界面活性剤であり，これがシャンプー後のアニオン

表 5.12 リンスの組成

成　分	配合量（%）
主基剤 　　ステアリルトリメチルアンモニウムクロリド 　　ジステアリルジメチルアンモニウムクロリド	0.3～5
高級アルコール 　　セチルアルコール 　　ステアリルアルコール	0.5～5
油分 　　流動パラフィン 　　脂肪酸エステル油 　　シリコーン油 　　高分子シリコーン	0.5～10
増粘剤 　　セルロース誘導体	<1
保湿剤 　　グリセリン 　　1,3-ブチレングリコール 　　プロピレングリコール	3～10
香料	<3
防腐剤	<1
水	残分

性に帯電した髪に吸着して毛髪表面の摩擦を低減し帯電防止効果を付与する．代表的なものとしては，ステアリルトリメチルアンモニウムクロリドやジステアリルジメチルアンモニウムクロリドがある．

　使いやすい粘度にするためにセチルアルコールやステアリルアルコールなどの高級アルコールが配合される．さらに毛髪になめらかさを付与するために油分が配合される．代表的な油分としては流動パラフィン，パルミチン酸イソプロピルのようなエステル油やシリコーン油が用いられる．とくに高分子シリコーンは毛髪になめらかさを付与する効果が高い．

f. ボディーシャンプー

　皮膚の汚れを洗浄することは，皮膚を健康に保つために最も重要なことであり，身体の洗浄剤としては固形セッケンが昔から使用されてきた．しかし最近は，シャワーの普及に伴って豊かな泡立ちと嗜好性が高い香りをもった液状のボディー

シャンプーが一般的になってきた.

　ボディーシャンプーの洗浄剤としてはセッケンが最も良く使用されているが，液状を保つためにとくにラウリン酸のカリウム塩やトリエタノールアミン塩が用いられる．そのほかにアシルグルタミン酸塩，モノアルキルリン酸塩，ポリオキシエチレンアルキルエーテルカルボン酸塩などが用いられる．最近は起泡性が高く，クリーミーでなめらかな泡質で高い持続性をもつ泡立ちが要求されている．

5.4.2　化粧品

　化粧品には肌を清潔に保ち，保護する目的で使用されるスキンケア化粧品として洗顔料，化粧水，乳液や保湿クリームなどがあり，日焼けから肌を守るサンスクリーン化粧品，ファンデーション，口紅やネイルエナメルなどのメーキャップ化粧品，整髪料，育毛剤や染毛料などのヘアケア化粧品などさまざまな使用目的と外観形態を有するものがある．これらの製品には動植物油脂および油脂から誘導された各種の誘導体が配合されており，油脂関連の成分が種類的にも，量的にも多く使用されている．当然，油脂関連原料の他に石油由来の合成原料も多く用いられているが，環境意識や自然志向の高まりとともに，植物由来の成分に対する注目が高まってきている．

　化粧品に配合される油分は，皮膚からの水分の蒸散を抑え，皮膚の保湿を助ける役割を有している．また，油分は化粧品を肌に塗布したときの感触を大きく左右し，使用感触を良くするために極性の異なる油分を混合して使用している．オリーブ油などの油脂は極性油分として，油性感が強いがしっとり感を付与するために配合される．2000年初めに牛肉のBSE問題が発生してからは動物由来の油脂は用いにくくなり，現在は植物油脂が主に用いられる．植物油脂の中でも，ヨウ素価が高い乾性油や半乾性油は，自動酸化によって製品に臭いが発生するなどの品質への悪影響があるために，配合してもほんの少量であり，主に不乾性油が使用される．表5.13に化粧品に使用される主な油脂と構成脂肪酸を示した．表5.14にヒトの皮脂腺から分泌される皮脂の構成脂質を示した．脂質であるトリアシルグリセロールが約41%くらい含まれており，そのトリアシルグリセロールの構成脂肪酸を表5.13に合わせて示したが，オレイン酸が最も多く，またパルミトオレイン酸を含んでいる．

表 5.13 化粧品に使用される主な油脂

	油脂名	ヨウ素価	C8:0	C10:0	C12:0	C14:0	C16:0	C16:1	C18:0	C18:1	C18:2	C18:3	C20:0	C20:1
乾性油	月見草油	145～160					5.8		1.6	15.6	71.2	5.8[*1]		
	サフラワー油	140～150					6.8		2.5	12.6	77.4	0.1		
半乾性油	ごま油	103～116					8.8		5.3	39.2	45.8	0.1	0.1	
	綿実油	102～120				0.7	20.1	0.6	2.4	18.9	65.5			
不乾性油	アボカド油	65～110					13.6	5.0	0.3	65.1	15.2	0.9		
	茶実油	80～90					8.8	0.1	2.1	80.6	7.4		0.4	0.6
	オリーブ油	79～88				1.2	11.5		2.0	75.6	9.5		0.2	
	ひまわり油	78～88					3.5		4.0	84.1	6.9		0.3	1.2
	つばき油	79～82							11.1	86.7	2.2			
	マカデミアナッツ油	70～80				0.6	8.5	25.6	3.5	54.6	2.1		2.4	2.1
	パーム油	39～43			0.3	1.2	55.4		4.6	32.3	5.9		0.3	
	やし油	7～11	4.3	5.5	49.1	18.6	10.0		3.3	7.8	1.5			
	ひまし油	80～90					2		1	94[*2]	3			
	ヒト皮脂の TG	70～80				3	25	9	4	48	11			

*1：γ-リノレン酸　*2：リシノレイン酸 (87) ＋オレイン酸 (7)

表 5.14 ヒト皮脂の構成脂質

脂　質	平均値 (wt%)	範囲 (wt%)
トリアシルグリセロール	41.0	19.5～49.4
ジアシルグリセロール	2.2	2.3～4.3
脂肪酸	16.4	7.9～39.0
スクワレン	12.0	10.1～13.9
ワックスエステル	25.0	22.6～29.5
コレステロール	1.4	1.2～2.3
コレステロールエステル	2.1	1.5～2.6

1) D. T. Dawning *et al.* (1969)：*J. Invest. Dermatol.*, **53**, 232.

　油脂は不乾性油でも自動酸化の可能性があるために，不飽和結合をもたず室温で液状を保つために分岐構造を有する合成エステル油が極性油分として用いられる．代表的なものとして，ミリスチン酸イソプロピル，2-エチルヘキサン酸セチル，トリ-2-エチルヘキサン酸グリセリルやリンゴ酸ジイソステアリルなどが用いられる．

　化粧品を作るためには乳化，可溶化や分散などの作用が必要なために界面活性剤がほとんどの製品に使用され，これらの界面活性剤のほとんどは油脂の誘導体である．乳化や粉体を分散する目的にはセッケンやポリオキシエチレンアルキルエーテル，ステアリン酸ポリオキシエチレングリセリル，ポリオキシエチレン硬化ヒマシ油などの界面活性剤を組み合わせて用い，製品の安定性を保っている．

5.4.3 繊　維

　現在ではほとんどあらゆる工業で使用されている界面活性剤は，歴史的には繊維工業で利用されはじめ発展してきたが，繊維工業の海外シフトによって国内での生産量は減衰の一途をたどっている．

　しかし，繊維加工の各工程では，現在でも多くの界面活性剤が使用されている．繊維製品は紡糸，紡績，糊付，製織，糊抜き，精錬，漂白，染色，仕上，加工，縫製などの工程を経て製品化されるが，それぞれの工程で最も適した界面活性剤が用いられている．各工程での界面活性剤の役割は，紡糸・紡績工程における摩擦や帯電により，糸が切れるのを防ぐ目的で紡糸油剤が用いられる．糊抜き・精錬・漂白工程における繊維上の汚れの除去洗浄，染色工程における染色性向上（染料の分散，繊維への吸脱着），仕上工程における柔軟，撥水，抗菌，消臭などの各種機能の付与（機能素材の乳化分散，吸水性・柔軟性付与）などがある．繊維加工工程で使われる界面活性剤は，各工程での問題を低減させて最終製品の品質を向上させる目的で使われるために繊維加工助剤とも呼ばれている．

5.4.4 塗　料

　塗料はビヒクル（vehicle，展色剤，顔料以外の塗膜形成要素の総称），顔料，助剤からなっており，油脂はビヒクルの原料のひとつとして用いられる．油脂を塗料に配合する目的および効果は①構成脂肪酸の不飽和結合の酸化重合によって塗膜を架橋する，②長鎖脂肪族炭化水素基によって，塗膜に可塑性や耐久性を付与する，③他の樹脂との相溶性を改良し，顔料の分散性を高めることがあげられる[1])．

　油性塗料に使用される主な油脂を表5.15に示した．乾性油や半乾性油が主として用いられる．油脂を使用した塗料としてはボイル油，油性ワニスやアルキド樹脂がある．

a. ボイル油

　乾性油，半乾性油に乾燥剤を添加し，空気を吹き込み比較的低温で重合したもので，顔料と混合して調合ペイントとして使用される．乾燥剤としては鉛，マンガン，コバルトなどの酸化物及び金属セッケン，ナフテン酸セッケンなどがあり使用量は0.1〜0.5%である．

表5.15 塗料に使用される主な油脂

油 脂	長 所	短 所	用 途
桐油	速硬化,硬度,耐薬品性	ちぢみ,皮張り	常温硬化用,ちぢみ塗料
脱水ひまし油	速硬化,硬度,保色性	ちぢみ,価格	常温硬化用,焼付硬化用
あまに油	速硬化,耐久性	変色,皮張り	常温硬化用,焼付硬化用(下塗)
サフラワー油	保色性,耐候性	価格	常温硬化用
大豆油	安価,環境	常温で硬化やや遅い	常温硬化用,焼付硬化用
トール油脂肪酸	安価,耐食性	常温で硬化遅い	常温硬化用,焼付硬化用,ラッカー
米ぬか油脂肪酸	安価,保色性		焼付硬化用,ラッカー
ひまし油	付着性,保色性,相溶性	貯蔵安定性	焼付硬化用,ラッカー,アルキドポリオール
やし油	保色性きわめて良,耐候性	価格,付着性	焼付硬化用,ラッカー

(社)日本油化学会編,油化学便覧 第4版,p 651,丸善出版(2001)

b. 油性ワニス

乾性油,半乾性油,ボイル油に樹脂を加えて加熱溶解したもので,油性ワニスはボイル油よりも硬化時間が短く,塗膜が硬く耐久性に優れている.樹脂としてはロジン,コーパル,セラック,ダンマルなどの天然樹脂やエステルガム,油溶性フェノール樹脂などの合成樹脂が使用される.

c. アルキド樹脂

無水フタル酸や無水マレイン酸などの多塩基酸とグリセロールやペンタエリスリトールなどの多価アルコールに油脂を加えてエステル化反応を行ったポリエステル樹脂をアルキド樹脂という.加える油脂の種類や割合によって,硬化する速度や塗膜の硬さや光沢が異なる.

5.4.5 バイオディーゼル燃料

近年のエネルギー問題に対する意識の高まりから,環境に過度の負担をかけないエネルギー源としてバイオマス由来エネルギーが注目されるようになってきた.バイオマス由来エネルギーの2本柱はバイオエタノール燃料とバイオディーゼル燃料であり,前者はサトウキビなどの糖質系作物あるいは廃木材などのセルロース系材料を原料として発酵過程を経て得られるエタノールのことを指し,ガソリンの代替燃料になり得る.

一方，バイオディーゼル燃料は，油脂由来の燃料であり，ディーゼルエンジン用燃料である軽油の代替燃料になり得る．油脂そのものはディーゼル燃料としては粘性が高く，エンジンの噴射ポンプや噴射ノズルに固着物が付着して不具合が生じる懸念があるために，軽油に近い粘性を有する脂肪酸メチルエステルとして用いられる．この脂肪酸メチルエステルを FAME（fatty acid methylester）と呼んでいる．FAME はパーム油，大豆油，ナタネ油のような多量に入手できる油脂のメタノールとのエステル交換反応（図 5.3）によって合成される．

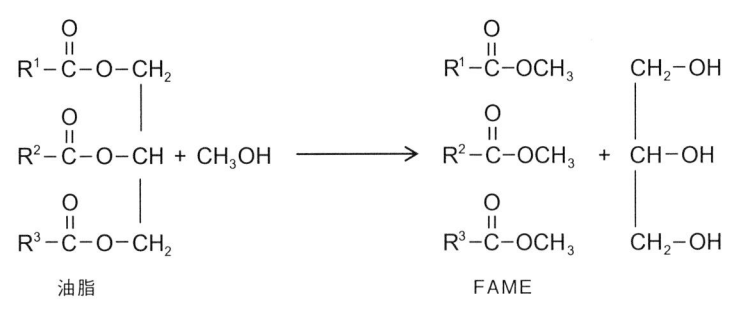

$$
\begin{array}{c}
R^1-\overset{O}{\underset{\|}{C}}-O-CH_2 \\
R^2-\overset{O}{\underset{\|}{C}}-O-CH + CH_3OH \\
R^3-\overset{O}{\underset{\|}{C}}-O-CH_2
\end{array}
\longrightarrow
\begin{array}{c}
R^1-\overset{O}{\underset{\|}{C}}-OCH_3 \\
R^2-\overset{O}{\underset{\|}{C}}-OCH_3 \\
R^3-\overset{O}{\underset{\|}{C}}-OCH_3
\end{array}
+
\begin{array}{c}
CH_2-OH \\
CH-OH \\
CH_2-OH
\end{array}
$$

油脂　　　　　　　　　　　　　　　　FAME

図 5.3　油脂から FAME への変換反応

世界のバイオディーゼル燃料の生産量は，OECD-FAO によると 2009〜2011 年の平均で約 2,100 万 kl/年であり，このうち EU が約 1,000 万 kl/年，米国が約 300 万 kl/年を占める．一方，油糧資源に乏しいわが国ではわずか 1 万 kl/年程度の生産実績しかない[2]．動植物油脂の大半はバイオディーゼル燃料の製造原料になりうるが，これらは食用油であり，食糧自給率が低いわが国では，大半を輸入している油脂を燃料に直接変換してしまうことは問題があるため，食品用途に使用された後の廃油をバイオディーゼル燃料にすることが検討されている[3]．

〔難波富幸〕

文　献

1)　日本油化学会編（2001）．油化学便覧　第 4 版，丸善出版．
2)　日本油化学会編（2012）．油脂・脂質・界面活性剤データブック，丸善出版，575-589．
3)　益山新樹（2013）．化学と教育．**61**(6)，278-281．

6 食用油脂の劣化

　1960年代に日本各地で発生した即席めん中の油脂の酸化による劣化が原因とされる食中毒事件をきっかけに，油脂の酸化反応に対する認識が高まるようになった．このように油脂の酸化物の摂取はヒトの健康に被害を及ぼすため，今は食品衛生法において油脂の酸化物に対する規制が設けられている．しかし，現在では油脂の酸化物による健康被害はほとんど無く，むしろ油脂の酸化や加熱による劣化が原因となって起こる不快臭や異味の発生，粘度の上昇，着色といった風味の変化が油脂食品の品質低下につながることが，食品工業上の大きな問題となっている．油脂の酸化劣化には，自動酸化・光増感酸化・酵素酸化などがあり，それぞれ反応機構が異なる．またフライ加熱調理においては，油脂の酸化劣化（熱酸化）だけでなく，加水分解や熱重合，熱分解などの反応も加わり，油脂の劣化機構は複雑となる．本章では，これらの個々の反応について解説する．

6.1　自 動 酸 化[1]〜[4]

6.1.1　自動酸化機構

　食用油脂の自動酸化（autoxidation）の対象は，油脂（一般的には脂質）を構成する脂肪酸のうち，とくに二重結合を有する不飽和脂肪酸である．なかでも二重結合を複数個有する多価不飽和脂肪酸は酸化反応を受けやすい．食用油脂の多価不飽和脂肪酸は，主にリノール酸（C18：2）とα-リノレン酸（C18：3）であり，共通して cis, cis-1,4-ペンタジエン構造を有する．このペンタジエン構造内の二重結合間にはさまれたメチレン基は活性メチレン基とも呼ばれる．脂質（lipid）を便宜的にLHとして示すと，脂質を構成する多価不飽和脂肪酸の水素原子は，容易に引き抜き反応を受けやすく，脂質ラジカル（L·）を生じやすい．この脂

質ラジカルの生成が開始反応となって，油脂の自動酸化が連鎖的に進行する．そのため，自動酸化はフリーラジカル（free radical）反応とも呼ばれる．

　油脂の自動酸化では，式（1）に示すように，光・熱・金属・過酸化物や種々のラジカルの引き金により，多価不飽和脂肪酸の活性メチレン基から水素ラジカルが引き抜かれて，脂質ラジカル（L・）が生成する．この反応は連鎖開始反応と呼ばれる．脂質ラジカル（L・）は，空気中の酸素分子と速やかに反応して脂質ペルオキシラジカル（LOO・）となる（式（2））．脂質ペルオキシラジカル（LOO・）は，式（3）のように，他の多価不飽和脂肪酸から水素ラジカルを引き抜き，脂質ヒドロペルオキシド（LOOH）になると同時に，脂質ラジカルを生成する．こうして生じた脂質ラジカルは，さらに別の多価不飽和脂肪酸から水素ラジカルを引き抜き，それ自身は脂質ヒドロペルオキシド（LOOH）になると共に，脂質ラジカルを生じる．このように，脂質ラジカルは，再び脂質ペルオキシラジカルを経て，脂質ヒドロペルオキシドを生成し連鎖反応をくり返す．そのためこの反応は，連鎖成長反応と呼ばれる．また，脂質ヒドロペルオキシド（LOOH）は不安定であるため，式（4）（5）のように，分解反応が起こり，ラジカル（LO・，LOO・）を生成する．しかし，連鎖反応は無限に続くのではなく，式（6）〜（8）に示されるように，脂質ラジカルの二分子反応や，ラジカル捕捉型の酸化防止剤による反応性の低い安定なラジカルの生成により反応は停止する．この反応を連鎖停止反応と呼ぶ．

〈開始反応〉

LH → L・ + H・　　　　　　　　　　　　　　　　　　　　　　　　　　（1）

〈成長反応〉

L・ + O$_2$ → LOO・　　　　　　　　　　　　　　　　　　　　　　　（2）

LOO・ + LH → LOOH + L・　　　　　　　　　　　　　　　　　　　（3）

〈分解反応〉

LOOH → LO・ + ・OH　　　　　　　　　　　　　　　　　　　　　　（4）

2LOOH → LOO・ + LO・ + H$_2$O　　　　　　　　　　　　　　　　（5）

〈停止反応〉

2LOO・ → LOOL + O$_2$　　　　　　　　　　　　　　　　　　　　　（6）

L・ + LOO・ → LOOL　　　　　　　　　　　　　　　　　　　　　　（7）

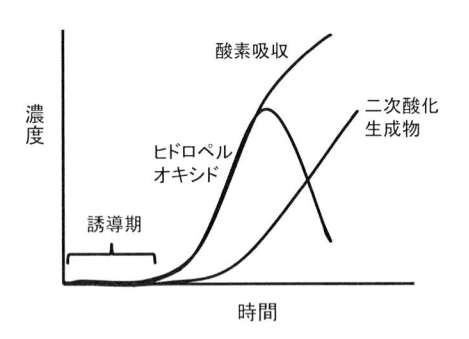

$$2\text{L·} \rightarrow \text{LL} \quad (8)$$

ただし，LH：脂質（不飽和脂肪酸）

油脂の自動酸化の経時変化を図6.1に示す．自動酸化の初期にははヒドロペルオキシドの生成が見られない時期があり，誘導期と呼ばれる．その後反応が速やかに進むと，ヒドロペルオキシドが生成する．ヒドロペルオキシドは，酸化反応の最初に生成するので一次酸化生成物という．次いでヒドロペルオキシドの分解が起こり，低分子化合物や重合物などの二次酸化生成物と呼ばれる数多くの化合物が生成するようになる．この自動酸化の間，連鎖開始・成長・分解・停止反応は常に起こっている．しかし，それぞれの反応速度が異なるため，酸化生成物の量的変化は図6.1のようになる．

図6.1 油脂の酸素吸収量と酸化生成物の経時変化

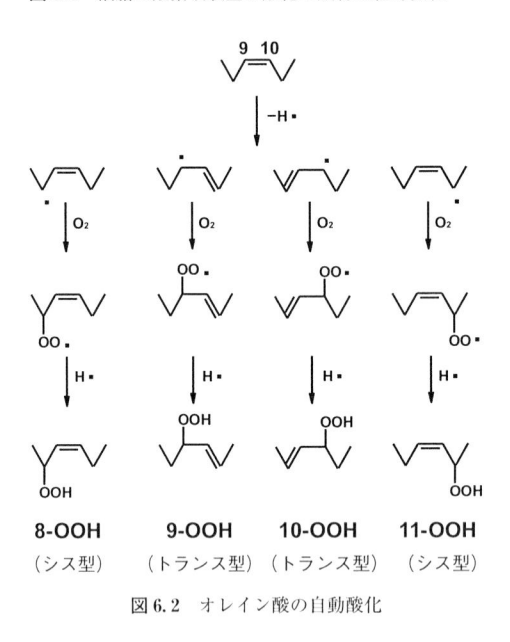

図6.2 オレイン酸の自動酸化

6.1.2 自動酸化生成物[1)~5)]

油脂の自動酸化における一次酸化生成物であるヒドロペルオキシドは，脂肪酸の種類により位置異性体が異なる．

図6.2に示すように，オレイン酸（C18:1）の場合，2つの二重結合にはさまれた活性メチレン基をもたないため，リノール酸やα-リノレン酸のような活性メチレン基を有する多価不飽和脂肪酸より酸化されにくいが，それでも酸化反応を受ける．オレイン酸では，9位にある二重結合の隣の8位もしくは10位の炭素から水素が引き抜かれて脂質ラジカルが生じる．このとき二重結合の移動が起こり，8, 9, 10, 11位にラジカルをもつ4種類の異性体が生じる．さらに酸素分子

6.1 自動酸化

が付加してペルオキシラジカルとなった後，未酸化のオレイン酸から水素ラジカルを引き抜いて，4種類のヒドロペルオキシド位置異性体（8-OOH, 9-OOH, 10-OOH, 11-OOH）が生成する．この4種類はほぼ等量で，二重結合はシス（*cis*）型とトランス（*trans*）型が混在する．

　リノール酸（C18：2）の場合，図6.3に示すように，11位の活性メチレン基から水素ラジカルが引き抜かれ，脂質ラジカルが生じるが，エネルギー的により安定な二重結合が共役化する方向に進行する．そのためラジカルは9位および13位に転移した後，酸素分子が付加してペルオキシラジカルとなり，未酸化のリノール酸，または不飽和脂肪酸から水素ラジカルを引き抜いて，2種類のヒドロペルオキシド位置異性体（9-OOHと13-OOH）が等量生じる．このとき二重結合は*cis*型から*trans*型に転移しやすいため，

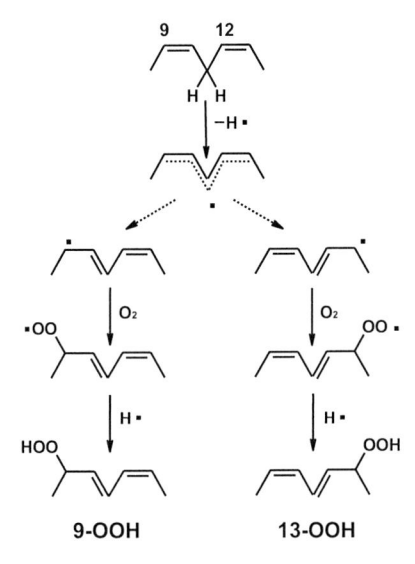

図6.3　リノール酸の自動酸化

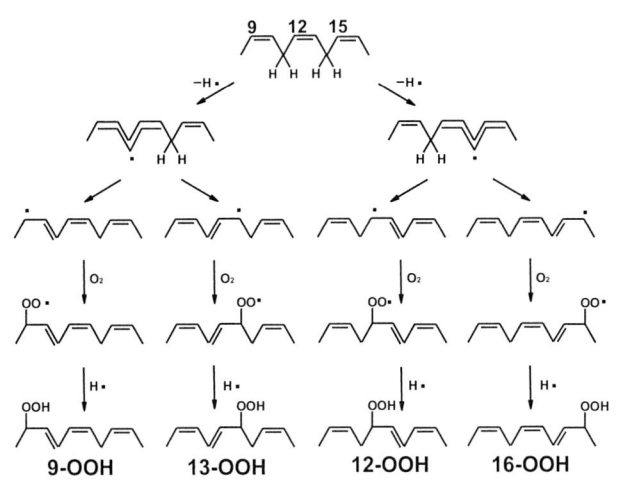

図6.4　α-リノレン酸の自動酸化

158　　　　　　　　　　　　　　　6. 食用油脂の劣化

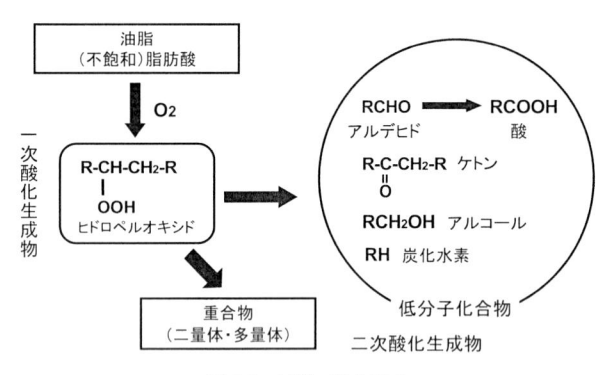

図6.5　油脂の酸化反応

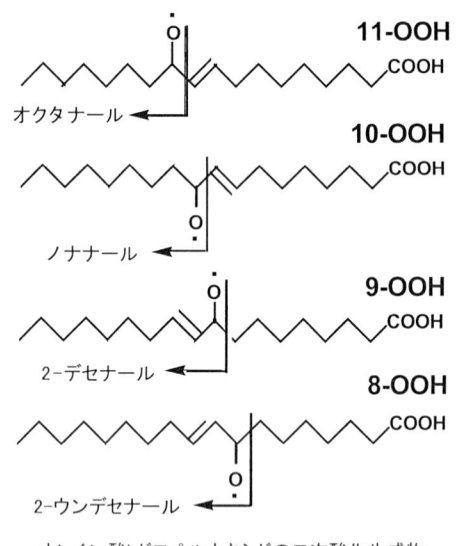

オレイン酸ヒドロペルオキシドの二次酸化生成物

図6.6(1)　不飽和脂肪酸のヒドロペルオキシドの二次酸化生成物

2種類の幾何異性体（*cis-trans* 型，および *trans-trans* 型）が生じる．

同様にして，α-リノレン酸（C18：3）は，11位と14位の活性メチレン基から優先的に水素ラジカルが引き抜かれて，4種類のヒドロペルオキシド位置異性体（9-OOH, 12-OOH, 13-OOH, 16-OOH）が生じる（図6.4）．このとき4種類の位置異性体はほぼ等量生じるが，実際は，12-OOHと13-OOHは環化反応を起こしやすいため，9-OOHや16-OOHに比べて少ない．

脂質ヒドロペルオキシドは不安定であるため，連鎖停止反応で重合物を生成する他，二次反応によりアルコールやアルデヒド，ケトン，炭化水素，カルボン酸などの低分子化合物に分解される（図6.5）．これらは二次酸化生成物と呼ばれるが，脂質ヒドロペルオキシド位置異性体の種類により構造の異なる化合物を与える．

図6.6(1) に示すように，オレイン酸の自動酸化においては，8-OOHからは

2-ウンデセナールが，9-OOH からは 2-デセナールが，10-OOH からはノナナールやオクタンが，11-OOH からはオクタナールやヘプタンといった低分子化合物が生じ，各々特有の臭いを呈する．

リノール酸（C18：2）の自動酸化においては，9-OOH からは 2,4-デカジエナールが，13-OOH からはヘキサナールやペンタンが生じる（図 6.6(2)）．

同様に α-リノレン酸（C18：3）の自動酸化では，9-OOH からは 2,4,7-デカトリエナールが，12-OOH からは 2,4-ヘプタジエナールが，13-OOH からは 3-ヘキセナールが，16-OOH からはプロパノールが，それぞれ生じる（図 6.6(2)）．これら α-リノレン酸由来のアルデヒド類は不快臭を呈するものが多いので，油脂及び油脂食品の風味に悪影響を及ぼす．

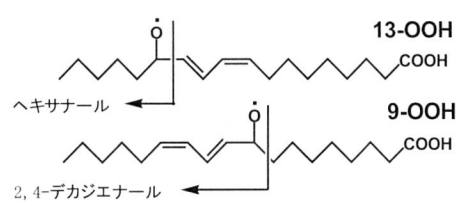

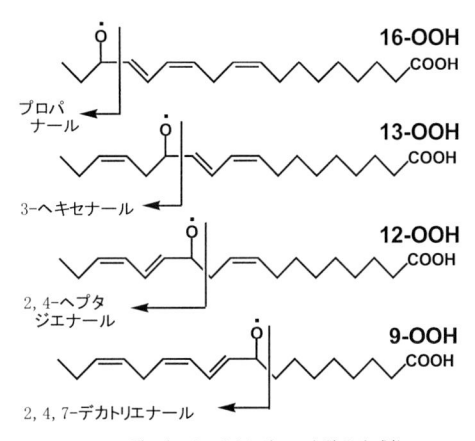

図 6.6(2)　不飽和脂肪酸のヒドロペルオキシドの二次酸化生成物

実際の食用油脂の自動酸化では，油脂を構成する不飽和脂肪酸由来の低分子化合物が多数生成されるが，とくにアルデヒドやケトンは閾値が低いことから油脂の臭いに関与する．表 6.1 に示すように，なたね油などの植物油の自動酸化では，リノール酸（C18：2）由来のヘキサナールや α-リノレン酸（C18：3）由来のプロパナールが多く生成する．

6.1.3　自動酸化に及ぼす因子

食用油脂の酸化速度は，構成する脂肪酸の種類により異なる．不飽和脂肪酸は，二重結合の数が多くなるほど，とくに二重結合にはさまれた活性メチレン基の数

表6.1 なたね油の自動酸化・熱酸化で生じる主な揮発性成分

揮発性成分	起源	酸化の種類
アセトアルデヒド	C18:2, C18:3	自動酸化・熱酸化
プロパナール	C18:3	自動酸化・熱酸化
ブタナール	C18:2, C18:3	熱酸化
ペンタナール	C18:2	自動酸化・熱酸化
ヘキサナール	C18:2	自動酸化・熱酸化
ヘプタナール	C18:1	自動酸化・熱酸化
アクロレイン	C18:3	自動酸化・熱酸化
2-ブテナール	C18:3	熱酸化
2-ヘキセナール	C18:3	自動酸化・熱酸化
2-ペンチルフラン	C18:2	熱酸化
1-ペンテン-3-オール	C18:3	自動酸化・熱酸化

が多くなるほど，酸化は速やかに進行する．したがって，α-リノレン酸含量の多い油脂，たとえばあまに油やしそ油は酸化されやすい．

油脂の酸化速度に及ぼす因子としては，脂肪酸組成の他，金属，過酸化物，酸化防止剤の存在があげられる．金属のうち，CuやFeのような遷移金属は一般に酸化を促進する．これらの金属は誘導期を短くするとともに，ヒドロペルオキシドの分解も促進する．

食用油脂をとりまく環境も油脂の酸化に影響を及ぼす．油脂の酸化は化学反応であるので，温度が高くなるにつれ酸化速度は大きくなる．また可視光や紫外線といった光照射は油脂の酸化を促進する．とくに波長が短いほど，酸化促進作用は大きい．酸素分圧が0.5～1.0%濃度の場合，酸素濃度に依存して酸化速度は大きくなる．また，空気との接触面積が大きいほど酸化は速い．一般に水分活性が0.4～0.5のとき酸化速度は低いとされ，水分活性が高いと金属イオンの移動が容易となり，酸化が促進される．

6.2 光増感酸化[1)~6)]

6.2.1 光増感酸化機構

食用油脂や油脂含有食品の酸化劣化には，自動酸化だけでなく，光増感酸化（photosensitized oxidation）によって起こることが多い．

光増感酸化は，光増感剤と呼ばれる物質と光が共存する場合に起こるが，光増感酸化には2種類（Type IとType II）ある．

Type Iは，リボフラビンなどのフラビン類やベンゾキノンなどのキノン類が光増感剤（Sens）となる．式（9）に示すように，光増感剤に光（hν）が当たると一重項状態（^{1}Sens）からエネルギーの高い励起一重項状態を経て，励起三重項状態（^{3}Sens*）となる．励起三重項状態の光増感剤は不飽和脂肪酸と反応して，脂質ラジカルを生成する（式（10））．生じた脂質ラジカルによって連鎖反応が進行するため，自動酸化と同じフリーラジカル反応であるが，反応速度が極めて速い．

$$^1\text{Sens} \xrightarrow{h\nu} {}^1\text{Sens}^* \to {}^3\text{Sens}^* \tag{9}$$

$$^3\text{Sens}^* + \text{LH} \to \text{L}\cdot + {}^1\text{Sens} \tag{10}$$

$$\text{L}\cdot + \text{O}_2 \to \text{LOO}\cdot \tag{2}$$

$$\text{LOO}\cdot + \text{LH} \to \text{LOOH} + \text{L}\cdot \tag{3}$$

Type IIでは，クロロフィルやローズベンガルが光増感剤となる．Type Iと同様に光増感剤に光が当たると一重項状態（^{1}Sens）からエネルギーの高い励起一重項状態を経て励起三重項状態（^{3}Sens*）となる（式（9））．しかし，励起三重項状態の光増感剤は酸素分子と反応して，一重項酸素（^{1}O$_2$）を生成する（式（11））．一重項酸素は活性酸素の一種で，通常の酸素よりも1,000倍以上反応性が高い．この一重項酸素は不飽和脂肪酸の二重結合に直接反応して，ヒドロペルオキシドを生成する（式（12））．そのためType IIの光増感酸化は，一重項酸素（^{1}O$_2$）酸化ともいう．

$$^1\text{Sens} \xrightarrow{h\nu} {}^1\text{Sens}^* \to {}^3\text{Sens}^* \tag{9}$$

$$^3\text{Sens}^* + {}^3\text{O}_2 \to {}^1\text{O}_2 + {}^1\text{Sens} \tag{11}$$

$$^1\text{O}_2 + \text{LH} \to \text{LOOH} \tag{12}$$

表 6.2 精製食用油のクロロフィル類含量（単位 ppb）

	Chl a	Chl b	Phy a	Phy b	総計
大豆油	2.0	13.3	73.1	27.7	116.7
とうもろこし油	0.0	18.9	114.4	40.5	161.7
なたね油	15.2	30.6	131.5	42.3	219.7
綿実油	9.7	39.8	184.9	44.3	278.8
サフラワー油	31.7	60.2	167.2	52.8	331.9
パーム油	30.3	113.8	341.2	97.6	582.9

Chl a, クロロフィル a；Chl b, クロロフィル b；
Phy a, フェオフィチン a；Phyb, フェオフィチン b

植物油脂には，クロロフィルから Mg が外れたフェオフィチンが，微量だが含まれている（表6.2）[6]．フェオフィチンにはクロロフィルと同じ a, b の 2 つの種類があるが，植物油脂では主に a 型である．フェオフィチンもクロロフィルと同様に光増感剤として作用する．しかもフェオフィチンはクロロフィルよりも光や熱に安定であるため，光存在下では，$^1O_2$ 酸化が起こりやすい．また野菜など植物にはクロロフィルが存在するので，これら植物を含む油脂食品でも，$^1O_2$ 酸化が起こりやすい．$^1O_2$ 酸化は，光増感剤の濃度が高いほど，また光量が多いほど，進行しやすい．

6.2.2 光増感酸化生成物

不飽和脂肪酸の一重項酸素（$^1O_2$）酸化は，フリーラジカル反応である自動酸化に比べて反応速度が大きいだけでなく，自動酸化と反応生成物が異なる．

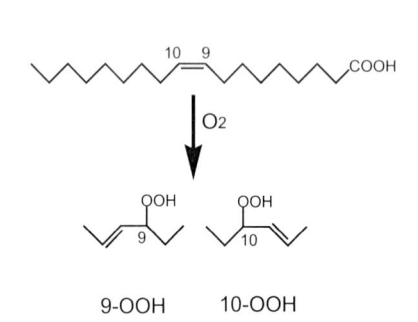

図 6.7 オレイン酸（C18：1）の $^1O_2$ 酸化で生じるヒドロペルオキシド位置異性体

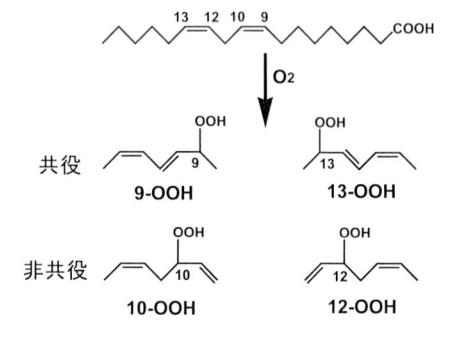

図 6.8 リノール酸（C18：2）の $^1O_2$ 酸化で生じるヒドロペルオキシド位置異性体

オレイン酸（C18：1）の $^1O_2$ 酸化では，9位の二重結合に $^1O_2$ が直接結合するので，9-OOH と 10-OOH が生成されることになる（図6.7）．自動酸化と同様に二次酸化生成物として，9-OOH からは2-デセナールが，10-OOH からはノナナールが生じる．

リノール酸（C18：2）の自動酸化では，共役型の 9-OOH と 13-OOH のヒドロペルオキシド位置

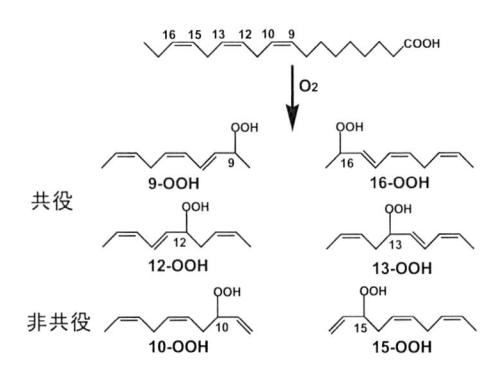

図 6.9 α-リノレン酸（C18：3）の $^1O_2$ 酸化で生じるヒドロペルオキシド位置異性体

異性体が生成するが，$^1O_2$ 酸化では，9-OOH と 13-OOH に加えて，非共役型の 10-OOH と 12-OOH が生成する（図6.8）．そのため，二次酸化生成物の種類は自動酸化よりも多い．さらに 10-OOH からは 3-ノネナールが，また 12-OOH からは 2-ヘプテナールが生じる．

同様に，α-リノレン酸（C18：3）の $^1O_2$ 酸化では，自動酸化で生じる共役型の 9-OOH, 12-OOH, 13-OOH, 16-OOH に加え，非共役型の 10-OOH と 15-OOH のヒドロペルオキシドが生じる（図6.9）．10-OOH からは 3,6-ノナジエナールが，15-OOH からは 2-ブテナールなどの二次酸化生成物が生じる．

6.3 酵素酸化[7]

油脂の酸化劣化では，自動酸化と光増感酸化の化学的酸化反応しか起こらないが，油脂を含む食品や生体中では，酵素的酸化反応が起こる．脂質酸化酵素の中でもリポキシゲナーゼ（lipoxygenase）は，植物，とくに豆科種子（大豆，ピーナッツ，もやし）で活性が高いことが知られている．また豆科種子以外にも，ジャガイモやトマト，トウモロコシ，小麦，大麦の他，カビや動物組織にもリポキシゲナーゼは存在する．そのため，油脂食品の加工あるいは保存中に脂質酸化が進行し，製品の風味を低下させる．また生体組織では，ロイコトリエンをはじめとするエイコサノイドなどの生理活性物質の合成にもリポキシゲナーゼ反応が関与し

ている．

　リポキシゲナーゼは非ヘム鉄を含む酵素で，多価不飽和脂肪酸に酸素分子を添加して，ヒドロペルオキシドを生成するが，酵素反応であるため，その起源により基質・生成物特異性がある．

　リポキシゲナーゼによる酸化反応は基本的には自動酸化と同じであるが，cis, cis-1,4-ペンタジエン構造を有するリノール酸や α-リノレン酸，アラキドン酸のような多価不飽和脂肪酸のみに作用し，オレイン酸には作用しない．

　大豆種子のリポキシゲナーゼには，複数のアイソザイムが存在することが知られている．表 6.3 に示すように，大豆リポキシゲナーゼ-1（L-1）は，リノール酸（C18:2）を基質として，13-OOH を選択的に生成する．しかし，大豆リポキシゲナーゼ-2（L-2）は，遊離のリノール酸だけでなく，トリアシルグリセロールのようなエステル型のリノール酸にも反応し，9-OOH と 13-OOH を 1:1 で生成する．一方，ジャガイモのリポキシゲナーゼは，α-リノレン酸（C18:3）を基質として，9-OOH のみを生成する．

　生体では，5-, 12-, 15-リポキシゲナーゼが存在し，アラキドン酸（C20:4）のようなエイコサポリエン酸と反応する．

　また，自動酸化および光増感酸化で生じるヒドロペルオキシドは光学異性体である R 体と S 体の両方を生じるのに対し，リポキシゲナーゼ反応で生じるヒドロペルオキシドは，R 体もしくは S 体のどちらかである．

　リポキシゲナーゼ反応は，通常の酸化還元酵素の阻害剤であるシアン化ナトリウムなどでは阻害されず，トコフェロールや BHT のようなフリーラジカル捕捉型の酸化防止剤で阻害される．

　脂質酸化にかかわる酵素としてヒドロペルオキシドを分解するヒドロペルオキ

表 6.3　植物のリポキシゲナーゼ

起源		pH	基質	生成物
大豆	L-1	9.0	リノール酸（遊離）	13-OOH
	L-2	7.0	リノール酸（遊離，エステル）	13-OOH/9-OOH (1:1)
	L-3	7.0	リノール酸（遊離，エステル）	13-OOH/9-OOH (1:1)
トウモロコシ		6.5	リノール酸	9-OOH
ジャガイモ		5.5	α-リノレン酸	9-OOH

シドリアーゼがあり，茶葉やキュウリなどの植物がもつ独特の臭気成分の生成に関与している．

6.4 その他の劣化反応[3,4]

6.4.1 加水分解型・ケトン型酸敗

多価不飽和脂肪酸の酸化反応以外の反応機構で，とくに微生物（酵素）によって油脂の風味劣化（酸敗ともいう）が起こる場合がある．酵素反応に由来する酸敗に，加水分解型酸敗とケトン型酸敗がある．前者は，主にバターなどの乳製品や硬化やし油で起こりやすい．バターは，構成脂肪酸として酪酸（C4：0）やカプロン酸（C6：0）など低・中級脂肪酸を含んでいるが，これらが乳中あるいは微生物の出すリパーゼの作用により加水分解を受けて遊離されると，変敗臭を与える．硬化やし油のようなラウリン系油脂は，保存中にセッケン臭と呼ばれる不快臭を生じることがあるが，これは加水分解により生じたラウリン酸（C12：0）のような中鎖脂肪酸に起因する．

ケトン型酸敗は，やし油やバターなど炭素数の短い低級脂肪酸を多く含む油脂で起こる．コウジカビや青カビのような微生物の作用により，脂肪酸が酸化されてケト酸になった後，下式のように脱炭酸反応が起こり，メチルケトンを生成して異臭が生じる．

$$RCH_2CH_2COOH \xrightarrow{O_2} RCHCH_2COOH \xrightarrow{-2H} RCCH_2COOH \xrightarrow{-CO_2} RCCH_3$$
$$\phantom{RCH_2CH_2COOH \xrightarrow{O_2} R}|\phantom{CHCH_2COOH \xrightarrow{-2H} R}\|\phantom{CCH_2COOH \xrightarrow{-CO_2} R}\|$$
$$\phantom{RCH_2CH_2COOH \xrightarrow{O_2} R}OH\phantom{HCH_2COOH \xrightarrow{-2H} R}O\phantom{CCH_2COOH \xrightarrow{-CO_2} R}O$$

脂肪酸　　　　　　　　　　　　　　　　　　　　　　　　メチルケトン

6.4.2 戻り臭[8,9]

大豆油は，過酸化物価が低い，酸化が進んでいない時に，「戻り臭」と呼ばれる豆臭や草臭のような不快な臭いを生じる．この「戻り臭」の発生機構は不明だが，光照射下で生じやすい．臭気成分としては，これまで cis-3-ヘキセナール, 2,4-ヘプタジエナール，1-デシンや 2-ペンチルフランが考えられていたが，その後，大豆油に微量に含まれるフラン酸の光酸化で生じる 3-メチルノナン-2,4-ジオン

が,「戻り臭」の成分とする報告が出されている.

また,パーム油を保存すると,「ほこりっぽい」と表現される不快な味を呈することがあり,「戻り」と呼ばれる.この「戻り」の発生機構は明らかにされていないが,大豆油の「戻り臭」とは異なり,冷蔵保存のような低温下で発生しやすい.

6.5 加熱劣化[3,4]

大量の揚げ物を作ったり,長時間連続のフライ調理を行うと,油脂は次第に着色したり,粘性が増したり,刺激的な揮発成分や発煙が生じたりする.また,油脂の表面に小さな泡が持続的に立つようになる.このような現象を「油脂の疲れ」といい,油脂の高温加熱劣化による.

図6.10に示すように,フライ調理では油脂は150～200℃で使用されるため,通常の酸化より激しい熱酸化が起こる他,加水分解,重合,分解などのさまざまな化学反応が起こる.

6.5.1 熱酸化

フライ加熱のような高温で起こる酸化は,熱酸化 (thermal oxidation) と呼ばれる.熱酸化は,基本的には自動酸化と同じフリーラジカル反応である.しかし,自動酸化では,不飽和脂肪酸が酸化反応の対象であるのに対し,フライ加熱調理のような高温条件の熱酸化では,飽和脂肪酸も酸化される.またヒドロペルオキシドは高温では不安定であり,分解しやすい.そのため,フライ油中にはヒドロペルオキシドはほとんど蓄積されず,多くの二次酸化生成物が生じる.フライ

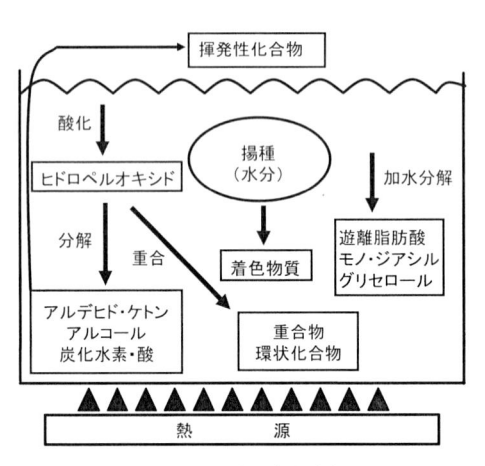

図6.10 油脂の加熱劣化

加熱調理中に生じる主な二次酸化生成物は，基本的にはリノール酸やα-リノレン酸などの多価不飽和脂肪酸に由来する．二次酸化生成物は自動酸化の場合と同様に，飽和・不飽和アルデヒド，ケトン，アルコール，炭化水素，脂肪酸，ヒドロキシ脂肪酸などが生じるが，環化や再配列による2-ペンチルフラン，1-ペンテン-3-オールや1-オクテン-3-オールなどの低分子化合物，ベンズアルデヒドのような芳香族化合物，ラクトンなどが容易に生成する（表6.1）．とくに熱酸化で生じるアルデヒドやケトンは閾値が低く，また刺激臭を有するものが多いことから，油脂の風味に大きく影響する．

　油脂の熱酸化は構成脂肪酸の影響を受けやすく，とくに二重結合が多い脂肪酸ほど酸化されやすい．また同じ脂肪酸組成であってもトリアシルグリセロール1分子あたりの多価不飽和脂肪酸の割合が大きいものほど，熱酸化されやすい．熱酸化は，温度が高いほど促進されるが，温度の影響だけでなく，油脂と空気の接触の割合の影響をも受け，空気との接触面積が広いほど，油脂の熱酸化は進行しやすい．またトコフェロールなどの天然酸化防止剤によって熱酸化は抑制されるが，これら天然酸化防止剤は熱に不安定で容易に分解されるので，その効果は弱い．

6.5.2　加水分解

　油脂の主成分はトリアシルグリセロールであるが，フライ加熱では，揚げ種や空気中の水分（水蒸気）によりエステル結合が切れる加水分解反応が起こりやすい．図6.11に示すように，加水分解により，トリアシルグリセロールから遊離

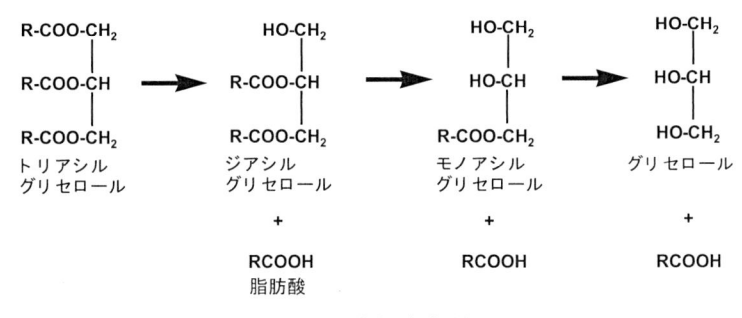

図6.11　油脂の加水分解

脂肪酸とジアシルグリセロールやモノアシルグリセロールが生じるが，構成脂肪酸によって油脂の加水分解されやすさが異なり，多価不飽和脂肪酸のトリアシルグリセロールよりも一価不飽和脂肪酸や飽和脂肪酸のトリアシルグリセロールは加水分解されやすい．加水分解で生じる遊離脂肪酸は，油脂食品の風味に影響を与えるだけでなく，油脂の発煙点をも低下させる．

　油脂の加水分解には酸化も関係し，空気中の酸素濃度を抑えると加水分解されにくくなる．一方，界面活性剤やリン脂質は，油脂の加水分解を促進する．また揚げ種などに含まれるCaやMgなどの金属は，遊離脂肪酸と反応してセッケンを作り，泡立ちを引き起こす．

6.5.3　重合・熱分解

　フライ加熱調理中にはトリアシルグリセロールを構成する脂肪酸同士，あるいはトリアシルグリセロール間で重合が起こり，環状脂肪酸の他，二量体や三量体などの高分子量の生成物ができ，粘度が増加する．空気と接触している油脂の表面近くでは，熱酸化重合（thermal oxidative polymerization）が起こるが，鍋底のような空気のない環境下では熱重合（thermal polymerization）が起こる．自

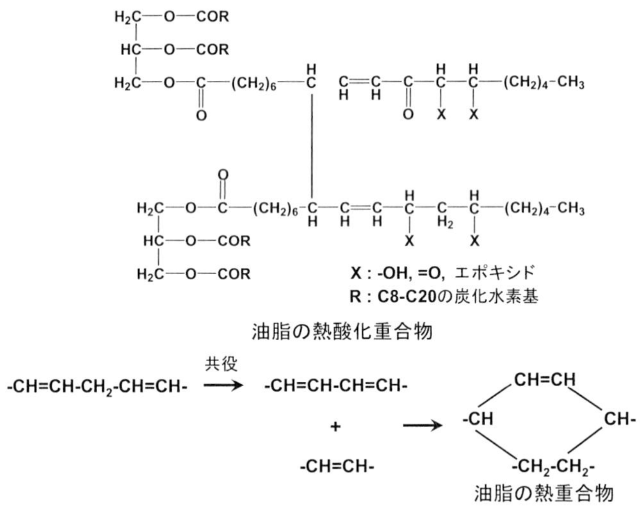

図 6.12　油脂の重合物

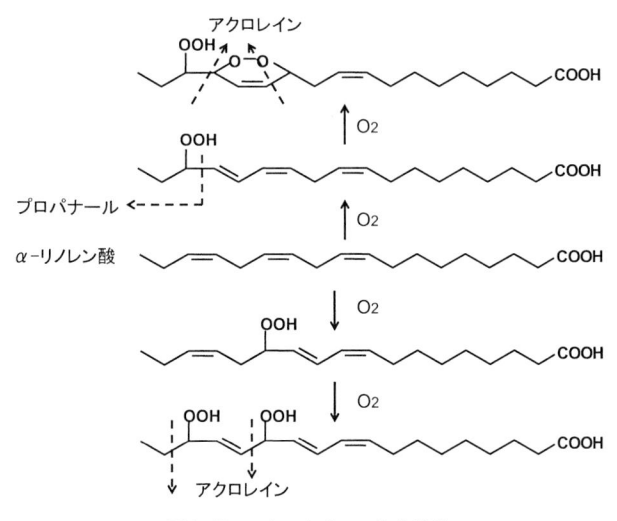

図 6.13 アクロレインの生成機構

動酸化で生じる重合物は酸素架橋のものが多いが，熱酸化重合では，水酸基やカルボニル基を含む炭素-炭素架橋の重合物を生成する．この重合反応は不飽和度が高いほど起こりやすい．一方，熱重合は，共役二重結合と非共役二重結合の間でのDiels-Alder反応によるもので，環状化合物や二量体などの重合物が生じる（図6.12）．油脂の加熱で生じる重合物には強い毒性がある．

熱分解（thermal decomposition）は，油脂を290〜300℃に加熱した場合に起こるとされ，トリアシルグリセロールが分解して炭化水素やケトンなどを生成する．フライ調理を長時間行ったときに，調理者の気分が悪くなることがある．このような現象を「油酔い」と呼ぶ．この「油酔い」の原因物質は，トリアシルグリセロールの熱分解で生じる不飽和アルデヒドのアクロレイン（$CH_2=CH-CHO$）が原因とこれまで言われてきた．しかし，アクロレインはグリセロール由来ではなく，油脂の構成脂肪酸のうち，α-リノレン酸が熱酸化を受けて生じることが明らかとなっている（図6.13）[10]．

6.6 食用油脂の劣化度評価[11]

食用油脂の劣化度は，酸化一次生成物または二次生成物の定量に基づいて評価される．これら酸化物は化学的に定量する方法（日本油化学会編集の「基準油脂分析試験法」に記載されている油脂の劣化度評価法）で分析することが一般的であるが，操作性や迅速性などの観点から物理的方法による評価法も開発されている．

6.6.1 過酸化物価（PV）

油脂の酸化的劣化度を評価する方法として最も一般的な方法が過酸化物価（peroxide value；PV）である．PV は脂質ヒドロペルオキシドを定量するもので，現在，デンプン指示薬を用いた滴定法（酢酸-イソオクタン法）の他に，電位差滴定法がある．原理としては，ヨウ化カリウムでヒドロペルオキシドを還元した際に生じるヨウ素をチオ硫酸ナトリウム標準溶液で滴定するものである．

$$-\text{CH}=\text{CH}-\underset{\underset{\text{OOH}}{|}}{\text{CH}}- + 2\text{KI} \longrightarrow -\text{CH}=\text{CH}-\underset{\underset{\text{OH}}{|}}{\text{CH}}- + \text{I}_2 + \text{K}_2\text{O}$$

ヒドロペルオキシド

$$\text{I}_2 + 2\text{Na}_2\text{S}_2\text{O}_3 \longrightarrow \text{Na}_2\text{S}_4\text{O}_6 + 2\text{NaI}$$

チオ硫酸ナトリウム

♠ コラム 12　過酸化物価（電位差滴定法）♣

　油脂の自動酸化の指標として代表的な過酸化物価（peroxide value；PV）は試料中のヒドロペルオキシドとヨウ化カリウムを反応させて，遊離したヨウ素をチオ硫酸ナトリウム溶液で滴定して算出します．一般的にはデンプン指示薬を用いた手滴定法が使われてきましたが，2013 年度から電位差滴定を用いた自動滴定法が日本油化学会編集の「基準油脂分析試験法」に加えられました．測定原理は手滴定法と同じですが，滴定終点を電位の変化から自動的に決定できるため，より少量の試料で測定できます．また，着色試料や乳化しやすい試料に対しても有効です．

〔原　節子〕

なお，PV は食用油脂の自動酸化や光増感酸化による劣化の度合いを評価できるが，フライ油にはヒドロペルオキシドはほとんど残存しないので使用できない．

6.6.2 酸価（AV）

PV と並んで良く用いられる評価法が酸価（acid value；AV）である．AV は，油脂に含まれる遊離脂肪酸を水酸化カリウム標準溶液で中和滴定することによって定量する方法である．現在，簡易的に測定できる AV 用試験紙が販売され食品製造現場で使用されている．

AV はフライ油の劣化度を評価するのに適した方法であるが，自動酸化や光増感酸化では，遊離脂肪酸の生成量が少ないため，酸化劣化の評価法には不適当である．

6.6.3 カルボニル価（CV）・アニシジン価（AnV）

カルボニル価（carbonyl value；CV）は，油脂の酸化二次生成物であるアルデヒドやケトンなどのカルボニル化合物に反応する 2,4-ジニトロフェニルヒドラジンを用いて比色定量することによって，総カルボニル量を算出する（図 6.14）．従来法は溶媒としてベンゼンを使用していたが，現在はブタノールを溶媒として使用する改良法が利用されている．CV は，油脂の自動酸化だけでなく，フライ油の熱酸化の指標にもなりうる．カルボニル化合物は閾値が小さいことから，油脂の臭いに大きく影響するので，CV は官能検査と相関するとされる．

アニシジン価（anisidine value；AnV）も，CV と同じくカルボニル化合物を比色定量する方法であり，発色に p-アニシジンを用いる．操作が CV よりも簡便であるため，

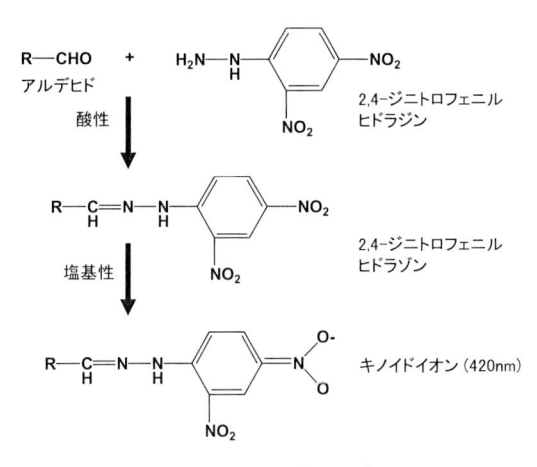

図 6.14 カルボニル価の測定原理

フライ油の劣化度評価法として，EU 諸国において使用されている．ただし，発色の強度がカルボニル化合物の種類（二重結合の有無や炭素数）によって異なるため，脂肪酸組成が異なる油脂同士を比較することはできない．

6.6.4 その他の評価法

フライ油の劣化度評価に用いられる方法に極性化合物と重合物の測定がある．極性化合物量は，フライ油中のトリアシルグリセロールを主体とする非極性化合物を定量し，その残部を極性化合物と見なして百分率で算出した値である．極性化合物には，モノ・ジアシルグリセロール，遊離脂肪酸の他，重合物などが含まれる．EU 諸国では，極性化合物量が 25〜27% を使用限界としている．

コラム 13　遊離脂肪酸含油率

油脂に含まれる遊離脂肪酸量は一般的に酸価（acid value, AV）で示します．酸価とは試料 1 g に含まれる遊離脂肪酸を中和するのに要する水酸化カリウムの mg 数と定義されています．しかし，遊離脂肪酸量を酸価ではなく遊離脂肪酸含有率(%)として表示する場合があります．では両者の関係はどのようになっているでしょうか？　その換算には次の式を使用します．

$$遊離脂肪酸（\%）= 酸価 \times 換算係数 f$$

オレイン酸を構成脂肪酸とする油脂の場合，オレイン酸の理論酸価は 198.3 となりますので，換算係数 f は 0.504 となります．つまり酸価が 2 であれば遊離脂肪酸含有率は約 1% と換算することができます．　　　　　　　　　　　〔原　節子〕

コラム 14　油の酸化安定性試験

油脂の酸化劣化度を測定する方法として過酸化物価，カルボニル価，酸価などいろいろな方法がありますが，これらの方法は油脂の現在の劣化度を評価する方法です．それとは異なり，酸化安定性試験とは油脂の酸化安定性を予測するための方法です．すなわち，油脂をある条件下に置いた時，どのように酸化されやすいのか，あるいはどのように安定なのかを測定します．AOM 試験と CDM 試験がありますが，現在は測定のしやすさから 120℃ で空気を吹き込みながら油脂を酸化させ，発生した分解物を水中に捕集し，水の導電率が急激に変化した時間を誘導期として求める CDM 法が普及しています．　　　　　　　　　　〔原　節子〕

また，分子量の大きさで分離するゲル浸透クロマトグラフィーによって油脂中に含まれる重合物を定量する方法がある．油脂重合物は，トリアシルグリセロールより先に溶出するものをすべて指し，百分率で算出する．本法は，操作時間が短いことから各国で用いられている．なお，EU諸国では，重合物量が10～16%を使用限界としている．

その他の劣化度評価法として，粘度，着色度，誘電率など物理的評価法があり，操作が簡単なため簡易法として用いられている． 〔遠藤泰志〕

文　献

1) Frankel, E. N. (1998). "Lipid Oxidation", The Oily Press.
2) 金田尚志・植田伸夫編 (1983). "過酸化脂質実験法"，医歯薬出版.
3) 太田静行 (1977). "油脂食品の劣化とその防止"，幸書房.
4) 太田静行・湯木悦二 (1989). "フライ食品の理論と実際"，幸書房.
5) 遠藤泰志 (1999). 日本油化誌，**48**, 1133-1140.
6) 遠藤泰志 (1990). 油化学，**39**, 611-617.
7) Gardner, H. W. (1989). How the lipoxygenase pathway affects the organoleptic properties of fresh fruit and vegetables, in *"Flavor Chemistry of Lipid Foods"* ed. Min, D. B. & Smouse, T. H., pp. 98-112, AOCS.
8) Smouse, T. H. (1985). Flavor reversion of soybean oil, in *"Flavor Chemistry of Fats and Oils"* Min, D. B. & Smouse, T. H., eds. pp. 84-116, AOCS.
9) Guth, H. and Grosch, W. (1989). *Fat Sci. Technol.*, **91**, 225-230.
10) Endo, Y. *et al.* (2013). *J. Am. Oil Chem. Soc.*, **90**, 959-964.
11) 日本油化学会編 (2013). 「基準油脂分析試験法（2013年版）」，日本油化学会.

7 食用油脂の酸化防止

❖ 7.1 酸化防止剤 ❖

7.1.1 食用油脂の酸化と酸化防止

リノール酸, α-リノレン酸, アラキドン酸, ドコサヘキサエン酸 (DHA) などの多価不飽和脂肪酸はヒトにとって必要な栄養素であるが, 分子内に二重結合を2個以上有するため常温でも酸化され, 風味劣化や栄養価の低下をひき起こす (6. 食用油脂の劣化の章参照). 酸素が存在しなければ油脂の酸化はほとんど起こらないため, 魚油などの酸化されやすい油脂であっても, カプセルに封入し, 酸素と接触させなければ長期間保存することはできる. しかし, 油脂を食品素材として用いる場合, 酸素との接触を完全に遮断することは不可能である. したがって, 食用油脂の利用において, 油脂の酸化防止は避けて通ることのできない課題である.

油脂の酸化は, フリーラジカルによる基質 (油脂) からの水素ラジカルの引き抜きに端を発し, その後の反応は自触媒的なラジカル連鎖反応で進行する (図7.1). この場合, 反応のきっかけとなるフリーラジカルは, 主として, 金属触媒を介したヒドロペルオキシドの分解反応などにより生成する. また, ヒドロペルオキシドの分解反応で生ずるアルコキシラジカル (LO・) などからは, さまざまな二次酸化生成物が生ずる. このうちアルデヒド類などの揮発性成分は, 微量でも食品の風味を著しく低下させる. とくに, エイコサペンタエン酸 (EPA) やDHAを含む魚油の場合, 生じたEPAやDHAのヒドロペルオキシドは極めて不安定で, 容易にアルデヒドなどの分解物を生ずる. したがって, これらの油脂では, 低い酸化レベルであっても風味が損なわれやすい.

7.1 酸化防止剤

脂質の酸化

LO• + AH ⟶ LOH + A• ｝アルコキシラジカルの消去：連鎖反応の停止と，ヒドロペルオキシドの分解抑制によるアルデヒドなどの生成防止

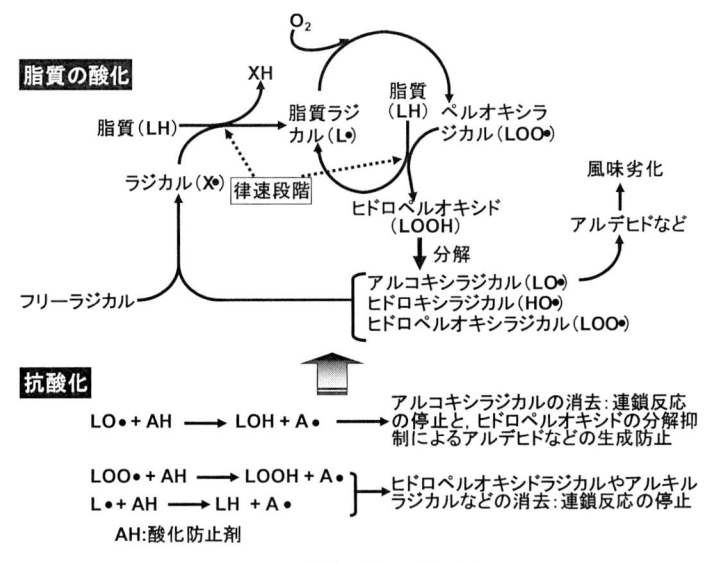

LOO• + AH ⟶ LOOH + A•
L• + AH ⟶ LH + A• ｝ヒドロペルオキシドラジカルやアルキルラジカルなどの消去：連鎖反応の停止

AH：酸化防止剤

図7.1 脂質の酸化と酸化防止

　食用油脂の酸化を防ぐには，まず，反応のきっかけとなるフリーラジカルの生成をできるだけ少なくすることが必要である．油脂酸化の開始反応に関与するフリーラジカルについては，長年にわたって論議されてきたが，最も可能性が高いのは，ヒドロペルオキシド（LOOH）の分解で生ずるペルオキシラジカル（LOO・）とアルコキシラジカル（LO・）であり，この反応は主として鉄や銅などの金属触媒を介して進行する．ヒドロペルオキシドの分解で生ずるペルオキシラジカルあるいはアルコキシラジカルはさらに別のフリーラジカルの生成も誘発し，その結果，自触媒的な連鎖反応が進行する．したがって，この反応を防止するには，反応のきっかけとなるフリーラジカルの生成を防止すること，すなわち，金属の混入を最小限に留めること，金属によるヒドロペルオキシドの分解を促進する光を遮断し，できるだけ低温にすることが不可欠である．また，金属の不活性化作用を有するキレート剤の添加も有効である．さらに，食用油脂中のヒドロペルオキシドは，光増感酸化やリポキシゲナーゼなどを介した酵素酸化により生成することもありうる．したがって，原料油脂に，クロロフィル類やリボフラビンなどの光増感剤が含まれている場合には，こうした要素を排除することも必要である．

　ただし，いったん油脂の連鎖的な酸化反応が起こった場合には，反応で生ずる

> **コラム15　油の酸化を防ぐには**
>
> 　油脂の酸化を防止するためにはいくつかのポイントがあります．まず，酸素または空気との接触を少なくすることです．その方法としては窒素置換，真空パック，脱酸素剤の使用があげられます．次にラジカル連鎖反応の開始反応を防ぐために，光，熱などを遮断することです．これにはアルミ箔を用いた包装や冷凍・冷蔵保存があります．また，光増感剤であるクロロフィル，鉄や銅などの金属を精製や金属不活性剤により取り除くことによってこれらの酸化促進作用を取り除きます．さらに，トコフェロールに代表される酸化防止剤を加えてラジカル連鎖反応を停止します．このように油脂の酸化にはいろいろな要因がありますので，いろいろな方法を組み合わせることによって多面的に酸化を防止することが必要です．〔原　節子〕

フリーラジカル（LO・，LOO・，L・など）に水素ラジカルまたはプロトンを新たに供与し，ラジカルを消去する必要がある．こうしたラジカル消去作用を有する酸化防止剤は，さまざまな食用油脂や油脂含有食品の劣化防止に広く用いられている．

7.1.2　水素ラジカル供与型の酸化防止剤

　食用油脂の酸化防止のために最も一般的に用いられる水素ラジカル供与型の酸化防止剤は，トコフェロール（ビタミンE）などの天然物由来の化合物である．図7.1に示したように，これらの酸化防止剤（AH）は，油脂の酸化で生ずるフリーラジカル（LO・，LOO・，L・）に水素ラジカルを供与して自身もラジカル（A・）となる．この場合，図7.1におけるペルオキシラジカルに対する酸化防止剤の反応性は，脂質（LH）のそれよりも高く，ペルオキシラジカルは，脂質とではなく，酸化防止剤と反応して非ラジカル化合物（ヒドロペルオキシド）になる．一般に，プロトン供与によって活性を示す酸化防止剤の多くは分子内にフェノール構造を有しており，図7.2に例示したように，フェノール構造の水酸基（OH基）から水素ラジカルを供与できる．ここで生じたラジカル（フェノキシルラジカル）は，フェノール構造内での電子の非局在化（共鳴安定化）により，それほど不安定ではなく，他のラジカルのように脂質から水素を引き抜くことはない．フェノール性酸化防止剤の水素ラジカル供与能は，このフェノキシルラジカルが安定なほ

ど高く，一般的にオルト位やパラ位の水酸基の方がメタ位の水酸基よりも水素ラジカルを供与しやすい．こうした酸化防止剤によるアルキルラジカル（L·）やペルオキシラジカル（LOO·）の消去により，図7.1に示したラジカル反応の連鎖は断ち切られ，油脂の酸化は抑制される．

酸化防止剤の水素ラジカル供与能により，酸化の第一次生成物であるヒドロペルオキシド（LOOH）の

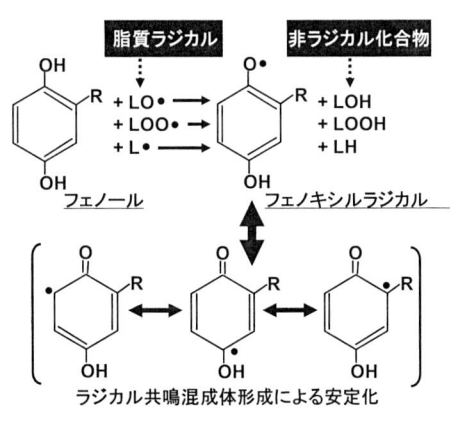

図7.2 フェノール性酸化防止剤の共鳴安定化機構

分解も抑制される．ヒドロペルオキシドの分解はペルオキシラジカルの生成反応（LOOH→LOO·＋H·）とアルコキシラジカルの生成反応（LOOH→LO·＋HO·）の二通りがあるが，前者の開裂に要するエネルギーが 90 kcal/mol であるのに対し，後者の場合は約 44 kcal/mol であるため，ヒドロペルオキシドは分解されてアルコキシラジカル（LO·）となりやすい．アルコキシラジカルは酸素が結合している炭素の両側でさらに，ホモリティックな開裂（β-開裂）を起こしやすく，風味劣化の主因となるアルデヒドなどの揮発性成分が生成する．酸化防止剤はこうした揮発性成分の生成による風味劣化を，LO·＋AH→LOH＋A·または LO·＋A·→LOA などの反応により防止する．

ただし，場合によっては酸化防止剤が油脂の酸化を促進する場合もある．たとえば，トコフェロールのような効果的な酸化防止剤でもその濃度が著しく高い場合，図7.1 の LOO·＋AH→LOOH＋A· の逆反応（LOOH＋A·→LOO·＋AH）や酸化防止ラジカルによる基質からの水素引き抜き反応（A·＋LH→AH＋L·）が起こり，生じたペルオキシラジカル（LOO·）やアルキルラジカル（L·）により酸化が促進される場合もある．

7.1.3　金属キレート作用に基づく酸化防止

生物素材（油糧種子など）から抽出した直後の油脂には，金属がイオンあるいは他の成分との複合体（ヘム鉄など）として存在する．たとえば，大豆原油に

は 3～5 ppm の鉄と 0.1～0.2 ppm の銅が通常含まれている．大豆原油はその後，脱ガム，アルカリ処理（脱酸），脱色，脱臭などの工程を経て製品となるが，この工程でかなりの金属（95～98％以上）は除去される．しかし，完全に金属を除去することは困難で，残存した微量の金属が油脂の自動酸化を促進する．大豆油の風味劣化は 0.1 ppm の鉄あるいは 0.01 ppm の銅によっても誘発されると考えられている．

こうした油脂中の金属の作用を不活性化し，酸化を抑制する成分として金属キレート剤が知られている．とくに，クエン酸とリン酸が商業的に汎用されている．クエン酸はリン酸に比べて油脂に溶けにくいがそのキレート作用はリン酸よりも強い．そこで，クエン酸イソプロピルアルコールエステル，クエン酸のステアリルアルコールエステル，クエン酸のモノアシルグリセロールエステルといったクエン酸の脂溶性誘導体が，油脂の酸化安定性向上のために用いられている．なお，クエン酸のキレート能力は 50 ppm 以下で十分発揮されると考えられている．また，食品エマルションにおいても，金属の存在は，エマルション中の油脂の酸化を促進する最も大きな因子である．エマルション中で金属は，油層よりも水層に存在しやすいので，さまざまな水溶性金属キレート剤が効果を発揮する．EDTA (ethylenediaminetetraacetic acid)，リン酸塩，アスコルビン酸などがサラダドレッシング，マヨネーズ，マーガリンなどの食品エマルション中の金属キレート剤として知られている．ただし，アスコルビン酸は金属の存在量によっては金属と反応し，酸化促進作用を示すこともあるのでその使用には注意が必要である．

7.1.4　相乗的な酸化防止作用

酸化防止剤単独よりも複数の化合物と共存させることで，酸化防止作用が著しく向上する場合がある．こうした相乗作用としては，トコフェロールに対するアスコルビン酸やリン脂質及びクエン酸などの金属キレート剤の効果が良く知られている．たとえば，油脂の酸化防止にはトコフェロールを用いるのが最も一般的だが，その効果はアスコルビン酸が共存することで相乗的に増大する．これは，トコフェロールから生じたラジカルをアスコルビン酸が還元し，トコフェロールを再生するためと考えられている．また，EPA や DHA を多く含む魚油の酸化では，リン脂質はトコフェロールの効果を相乗的に高めることが知られている[1]．

ただし，トコフェロールが存在しない場合には，リン脂質は酸化に対して何の影響も示さない．リン脂質のトコフェロールに対する相乗効果については不明な点も多いが，リン脂質のアミノ基によるトコフェロキシラジカルの再生効果や[2]，アミノ基と脂質酸化物とのアミノ–カルボニル反応で生ずる酸化防止物質の関与が考えられている[3]．

7.1.5 アミノカルボニル反応による酸化防止物質の生成

食品の加工中に酸化防止物質が生成し，製品の酸化安定性向上に役立っていることがある．代表的な例は，メイラード反応で生成するメラノイジンであり，味噌などの酸化防止能の主因とされている．また，リジンやヒスチジンなどのアミノ酸と，アルデヒドなどのカルボニル基を有する脂質酸化物との反応により，強い酸化防止活性を有するピロール化合物の生成が報告されている[4]．同様の酸化防止物質は，ホスファチジルエタノールアミン（PE）とアルデヒドとの間のアミノ–カルボニル反応によって生成することがわかっており，PEの示す酸化防止作用の一因とも考えられている[3]．PEやスフィンゴミエリンあるいはスフィンゴイド塩基などの脂質をトコフェロールと共存させると，魚油などに対して効果的な酸化防止能を示すことが知られているが，これは，これらの脂質中の第1級アミノ基と脂質酸化物中のカルボニル基とが反応して，強い酸化防止効力を有するアミノ–カルボニル化合物を生成したためと推測されている[5]．

7.1.6 食用油脂に用いられる主な酸化防止剤

a. トコフェロール（図7.3）

トコフェロールは分子内にフェノール性水酸基を有した，典型的な水素ラジカル供与型の天然物由来の酸化防止剤で，α-, β-, γ-, δ-トコフェロールの4種類が知られている．天然に存在するトコフェロールは，立体化学的にD型のみであるが，合成トコフェロールは，D型とL型の等量混合物（ラセミ体）からなる．トコフェロール1分子は水素ラジカル1個をフリーラジカルに供与でき，自身はトコフェロキシラジカルとなり，共鳴構造により安定化する．生じたトコフェロキシラジカルは，共鳴安定化する過程でオルト位またはパラ位から，さらに1個の水素ラジカルを供与することも可能で，自身はトコフェロールペルオキシドと

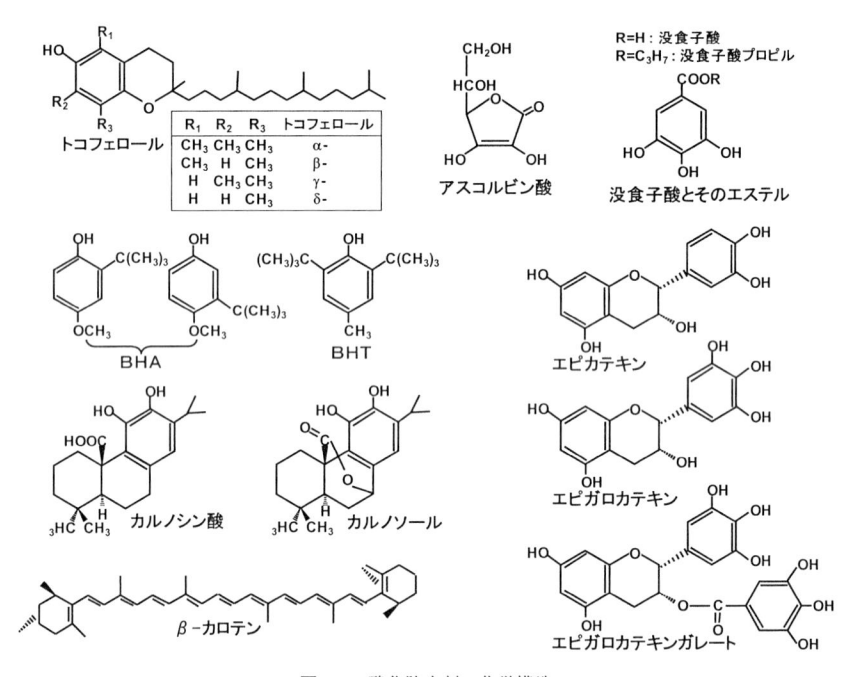

図 7.3 酸化防止剤の化学構造

なる．生じたトコフェロキシラジカルやトコフェロールペルオキシドは安定な化合物となり，ラジカル連鎖反応には通常関与しない．

　食用油脂の酸化防止におけるトコフェロールの適正濃度は，トコフェロールの種類，基質（油脂）や酸化系などによって異なることが報告されている．たとえば，大豆油では α-トコフェロールの濃度が 400〜600 ppm で，その酸化を最も効果的に抑制するが，それ以上添加すると逆に酸化防止効果が減少する[6]．同様に，とうもろこし油の（O/W）型エマルションでも，α-トコフェロールが高濃度になると，ヒドロペルオキシドの生成が促進されるが，ヒドロペルオキシドの分解物であるヘキサナールの生成は，α-トコフェロール濃度に比例して減少する[7]．一方，γ-トコフェロールでは，とうもろこし油のみを自動酸化させた系（バルク系）およびその（O/W）型エマルション系いずれの場合にも，トコフェロールの添加濃度が高くても酸化促進作用は見られない．さらに，δ-トコフェロールの場合，とうもろこし油のバルク系ではその濃度を 1,000〜2,000 ppm にし

ても酸化促進作用はない．トコフェロールによる脂質酸化促進作用は，トコフェロール酸化物の生成過程で生ずるさまざまなラジカルにより引き起こされると考えられている．しかし，トコフェロール酸化物の組成は複雑であり，その詳細については不明な点が多い．

　各トコフェロール異性体の酸化防止効果を比較した研究も多い．ラジカルに対する4種の異性体の反応性は，$\alpha > \beta = \gamma > \delta$ であるため，有機溶媒中で化学的なラジカル発生剤を用いたスチレンの酸化に対しては，α-トコフェロールが最も効果的にその酸化を抑制し，ついで，β-，γ-，δ-トコフェロールの順となることが報告されている[8]．一方，食用油脂や油脂食品の通常の保存条件では，α-トコフェロールは分解されやすいために，ラジカル消去能力を効果的に発揮できない．このような条件では，δ-トコフェロールの酸化防止力が最も高く，ついでγ-，β-，α-トコフェロールの順とされている．実際，油脂の自動酸化の誘導期を指標とした場合には，γ-及びδ-トコフェロールの方が，α-及びβ-トコフェロールより高い酸化防止効果を示す．

b. アスコルビン酸（図7.3）

　アスコルビン酸（L型）はビタミンCとして植物中に広く分布している．工業的にはグルコースからL型アスコルビン酸を製造し，ナトリウム塩や油溶性を高めたエステル形態とした後に，食品に広く用いられている．アスコルビン酸は水素ラジカルを放出したあとに生成する共役塩基が共鳴構造を形成できるため，水素ラジカル供与型の酸化防止効果を示す．また，還元作用を有し，ヒドロペルオキシドをアルコールに還元することもできる．その他，金属キレート作用や活性酸素消去活性なども有するが，条件によっては，油脂の酸化を促進することもある．たとえば，水分散系において，高濃度なら酸化防止効果を示すが，低濃度（0.01 mM）だと酸化を促進する場合もある．とくに，鉄や銅などの金属イオンが存在するとその酸化促進作用は発揮されやすい．3価の鉄イオン（Fe^{3+}）は，アスコルビン酸によって還元され2価の鉄イオン（Fe^{2+}）になるが，Fe^{2+} は Fe^{3+} よりヒドロペルオキシド分解作用が強いため，アスコルビン酸は鉄イオンとの共存により酸化促進作用を示しやすい．なお，銅イオン（Cu^{2+}）は2価あるいは3価の鉄イオンよりもヒドロペルオキシド分解作用は弱いが，アスコルビン酸が共存することで，その分解作用は，アスコルビン酸と2価の鉄イオンが存在したと

きよりも強くなる．

c. その他の天然由来の酸化防止剤 （図7.3）

　酸化防止作用を示す天然由来成分としてはトコフェロールやアスコルビン酸以外にも，各種のポリフェノール類やカロテノイドなど多くの化合物が知られている．このうち，フラボノイドはベンゼン環2個（A環とB環）を3個の炭素原子がつなぐ構造（C_6-C_3-C_6：ジフェニルプロパン構造）をもつ化合物群で，植物由来の酸化防止性ポリフェノール類として良く知られているものが多い．C_3の構造の違いにより，フラバノン類，フラボン類，アントシアニン類，フラバノール類，フラボノール類，カルコン類などに分類される．フラボノイドの酸化防止機構はそのラジカル消去作用と金属キレート作用に起因する．一般的に，ラジカル消去作用はベンゼン環（A環とB環）に結合する水酸基の数に比例して増大する．また，A環とB環のオルトジフェノール構造とC_3の部分のケトール構造が，フラボノイドの金属キレート作用に寄与している．フラボノイドは，生体内での酸化障害の防御に基づくさまざまな生理機能を有するため，食品の機能性成分としての利用が図られているが，その生体機能については，生物学的利用能（bio-availability）や分子機構などでいまだ不明な点も多く，さらなる検討が必要である．

　フラボノイド以外の天然物由来ポリフェノール類としては，没食子酸（gallic acid）やコーヒー酸（caffeic acid）などのフェノール系カルボン酸が良く知られている．没食子酸は天然に広く存在する代表的な酸化防止物質で，タンニン成分として，あるいは，カテキンにエステル結合するなどして存在する．また，コーヒー酸も，キナ酸とのエステル体であるクロロゲン酸（chlorogenic acid）やメタ位のOH基がメトキシ基となったフェルラ酸（ferulic acid）などの形態で，植物界に広く分布する．没食子酸については，油溶性を高めた没食子酸プロピルエステルが食品添加物として用いられている．なお，プロピルエステル以外のエステルは日本では認可されていない．

　カロテノイドは一重項酸素（活性酸素の一種）に対して強力な消去作用を示すことが古くから知られている．光増感剤などの存在下で生成する一重項酸素（$^1O_2$）は，基底状態の酸素（三重項酸素）よりも励起したエネルギー状態にあり，不飽和脂肪酸と容易に反応し，ヒドロペルオキシドを生成する．一方，カロテノイドは分子内に多数の共役二重結合を有し，一重項酸素が三重項酸素に戻る時に放出

されるエネルギーを受け取ることができる．これは，受け取ったエネルギーを，カロテノイド中の共役二重結合の振動により，熱として放出できるためである（図7.4）．カロテノイドが一重項酸素の消去作用を示すには，共役化した9個以上の二重結合を有する必要があり，共役二重結合数が多いものほど一重項酸素の消去能力は高い．また，カロテノイドが各種のフリーラジカルに対する消去作用を示すことも報告されている（図7.4）．カロテノイドによるフリーラジカル消去作用はラジカルへのプロトン供与に基づくものではなく，そのメカニズムとして，たとえば，脂質ラジカルがカロテノイドの二重結合に付加し，生成した付加物ラジカルがカロテノイドの共役二重結合と共鳴して安定化する機構などが推定されている．なお，こうしたカロテノイドによるラジカル消去能はとくに低酸素状態で顕著であることが報告されている[9]．カロテノイドは多くの食品素材に含まれている．また，食用着色剤としても広く用いられている他，栄養機能性を付与するために添加されることもある．このような形態で食品中に存在するカロテノイドは，油脂の酸化安定性向上に寄与していることは間違いないが，食用油脂の酸化防止目的のみでカロテノイドを添加することはほとんどない．これは，カロテノイド添加により，微量でも赤，橙，黄に食品が着色してしまうためである．

d. 香辛料抽出物・茶葉抽出物

香辛料には酸化防止性や抗菌性を有するものが多く，食品の保存料として古くから活用されてきた．酸化防止性のスクリーニングでは，シソ科抽出物に活性の高いものが多い．また，ゴマ，ショウガ，トウガラシ抽出物なども強い酸化防止

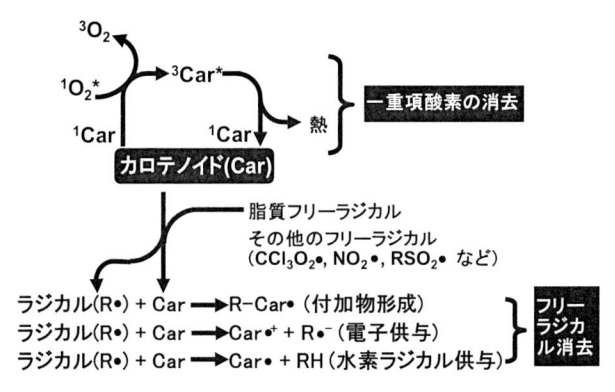

図7.4 カロテノイドの酸化防止活性

性を示す．ただし，ショウガやトウガラシの場合，酸化防止物質が辛味を呈するため広範囲な食品への応用は難しい．シソ科香辛料由来の抽出物として，油脂の酸化防止目的に汎用されるものにローズマリー抽出物がある．ローズマリー抽出物は複数のポリフェノール化合物を含んでおり，肉製品，水産物などの酸化防止に用いられている．主要成分はカルノシン酸（carnosic acid）とカルノソール（carnosol）といったフェノール性ジテルペン化合物で，その他にロスマリン酸（rosmarinic acid）なども含む．ローズマリー抽出物は，植物油だけでなく，酸化されやすい EPA や DHA を多く含む魚油に対しても，また，加熱油に対しても比較的強い酸化防止効果を示すことが知られている．その理由として，カルノシン酸やカルノソールの酸化生成物の中に，酸化防止能を有するフェノール性ジテルペン構造をもつものが多く，継続的に脂質酸化を抑制できることなどがあげられている．

茶葉抽出物も肉製品などの加工食品の劣化防止目的で使用されている．茶葉抽出物の主な酸化防止成分は，エピカテキン（epicatechin）やエピガロカテキン（epigallocatechin）といったフラバノール類と，その没食子酸エステル（エピカテキンガレート，epicatechin gallate；ECG）やエピガロカテキンガレート（epigallocatechin gallate, EGCG））である．なお，カテキン類にはさまざまな栄養機能性が認められており，酸化防止よりも健康増進作用を目的として利用されることの方が多い．その他，ブドウ種子抽出物，プラム抽出物，オレガノ抽出物なども主として肉製品などの酸化防止に利用されている．植物由来のこれら抽出物には複数の酸化防止成分が含まれており，油脂の酸化を効果的に防止できるが，一方で，素材独自の味や色があるため，食品への利用には添加濃度や対象食品が限定される．

e. 合成酸化防止剤

プロトン供与型の合成酸化防止剤としては，合成トコフェロール（dl-α-トコフェロールなど），BHA（2(3)-*tert*-butyl-4-hydroxyanisole），BHT（3,5-di-*tert*-butyl-4-hydroxytoluene），アスコルビン酸のパルミチン酸及びステアリン酸エステル，エリソルビン酸（erythorbic acid；アスコルビン酸の異性体），エリソルビン酸ナトリウム，没食子酸プロピル（propyl gallate；PG）などが，また，金属キレート作用を有する合成酸化防止剤としては，EDTA のカルシウム塩やナ

トリウム塩及びクエン酸誘導体などが日本では使用が認可されている．海外では，没食子酸以外のエステルや TBHQ（*tert*-butyl hydroquinone）などのプロトン供与型の酸化防止剤も使用可能である．しかし，BHA や BHT の発ガン性などが報告されるようになり，天然物由来ではない合成酸化防止剤については，できるだけ使用を控える傾向が世界的に強くなっている．

7.2 不均一系での酸化防止

　水素ラジカル供与型の酸化防止剤が食用油脂中に均一に混合されている場合，ラジカル供与能の強いものほどより高い酸化防止効力を示す．しかし，食品エマルションのような不均一系の場合，酸化防止剤の活性は，水素ラジカル供与能だけでなく，その存在環境にも大きく影響を受ける．酸化防止剤の動態は，不均一系に共存するさまざまな成分の化学的・物理的性質に左右され，酸化を受ける基質やフリーラジカルなどのより近傍により多くの酸化防止剤が存在する環境ほど，酸化防止活性を発揮しやすいと考えられている[10]．たとえば，食品エマルション中の不飽和油脂の酸化は，まず，水相と油相の間にある連続相（界面）で起こり，ついで油相へと進行する．したがって，界面での酸化防止剤の存在量が多いほど，油脂の酸化は効果的に抑制できる．界面は油脂，水，乳化剤などからなり，酸化防止剤の界面での存在量は，酸化防止剤と界面の化学的・物理的性質によって左右される（図7.5）．不均一系での酸化防止剤の活性に影響を与える化学的性質として最も重要なのは，電荷の有無と極性であり，界面が酸化防止剤の電荷と反対の電荷を有する場合や，より近い極性を示す場合では，酸化防止剤が界面に近づきやすくなり，その結果より高い酸化防止活性を示すことができる．

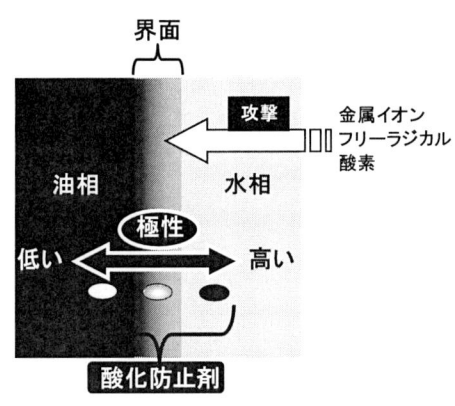

電荷，極性，乳化剤や油脂との親和性などによりその存在位置が異なる．

図7.5　エマルションにおける酸化防止剤の存在位置

7.2.1　酸化防止剤の電荷

　界面と酸化防止剤が電荷を帯びている場合，界面での酸化防止剤の存在は電荷の種類によって大きく影響を受けることが実験的に証明されている[11]．酸化防止剤の中にはアスコルビン酸，トロロックス（トコフェロールの水溶性誘導体）のように電荷を帯びているものがある．一方，界面形成に使用される乳化剤やタンパク質にも電荷を有するものがある．また，酸化促進作用をもつ鉄イオンや銅イオンなどは正電荷を帯びており，しばしば界面に存在しうる．こうした場合，界面と反対の電荷を帯びた酸化防止剤は界面に吸着され，効果的に油脂の酸化を防止できる．

　たとえば，電荷の異なる2種類の乳化剤，負電荷を有するSDS（sodium dodecyl sulfate）と正電荷を有するHDTBr（hexadecyltrimethylammonium bromide）を用いて，リノール酸を水中に分散させた場合の酸化防止剤の活性について比較すると，負に荷電したアスコルビン酸では，HDTBrを用いて分散させたエマルションの方が，SDSで分散させた場合に比べ，約1,000倍強い酸化防止効果を示す[12]．しかし，電荷をもたないトコフェロールでは乳化剤の電荷の違いはその酸化防止活性に影響を及ぼさない．SDSとHDTBrを用いた脂質の水分散系は，実験のために作成したモデル系であるが，実際の食品エマルションでも，程度の差こそあれ，界面が帯電していることはあり，この場合には，酸化防止剤の電荷がその活性に影響を及ぼす．

7.2.2　ポーラーパラドックス

　酸化防止剤は化学構造的に極性の低い脂溶性酸化防止剤（トコフェロールやアスコルビン酸パルミテートなど）と，極性の高い水溶性酸化防止剤（アスコルビン酸やトロロックスなど）とに対比できるが，モデル系を用いた検討より，両者の作用は，油脂そのものを酸化させた場合（バルク系）と油脂の水分散系とでは大きく異なることが知られている．こうした相違を明らかにする鍵となるのは，酸化防止剤と最初に酸化を受ける油脂（基質）との位置関係である．この点について説明した概念がポーラーパラドックス（polar paradox）である[13]．ポーラーパラドックスは，「極性酸化防止剤（polar antioxidants）は非極性の脂質（nonpolar lipids）の酸化防止に効果的である．一方，非極性酸化防止剤（nonpolar

7.2 不均一系での酸化防止

antioxidants）は極性脂質エマルション（polar lipid emulsion）の酸化防止に効果的である」と言い表すことができる．この中の極性と非極性の組み合わせの対比がパラドックスと呼ばれる由縁である．

　たとえば，トリアシルグリセロールなどの非極性の脂質のみの系（バルク系）に，極性の低い酸化防止剤と，より極性の高い酸化防止剤を添加した場合，高極性の酸化防止剤は，非極性の脂質との親和性が低いため，低極性の酸化防止剤と比較して，脂質からできるだけ離れた位置，脂質と空気の界面に移動しやすい．一般に，脂質酸化は空気との界面から起こることが多いので，結果的により極性の高い酸化防止剤は，効率的にその作用を発揮することになる．すなわち，「極性酸化防止剤（polar antioxidants）は非極性の脂質（nonpolar lipids）の酸化防止に効果的である」との概念があてはまる．しかし，低極性の酸化防止剤は，非極性脂質との親和性が高いため，脂質内部により多く存在し，界面から引き起こされる脂質酸化に対する防止効果は相対的に低くなる．

　一方，脂質エマルションの酸化は，水相中の金属イオンなどによる界面脂質への攻撃によって開始される．この時，酸化防止剤が界面にできるだけ多く存在することにより，酸化促進物質による水相からの攻撃を防ぐことができる．仮に，酸化防止剤の極性が高く，水との親和性も高いとすれば，これらの高極性酸化防止剤の多くは界面ではなく，水相に存在し，効果的な酸化防止効果を示すことができない（図7.5）．これに対し，非極性の酸化防止剤は水との親和性が低く，脂質に接近しようとするため，結果的に界面近くに多く存在し，高い酸化防止活性を示すことができる（図7.5）．すなわち，「非極性酸化防止物質（nonpolar antioxidants）は極性脂質エマルション（polar lipid emulsion）の酸化防止に効果的である」となる．

　このようなポーラーパラドックスは，いくつかの実験系で証明されている．たとえば，極性の低い脂溶性のトコフェロールと，その水溶性同族体で，より極性の高いトロロックスとを比較すると，バルク系ではトロロックスの方が強い酸化防止活性を示すが，エマルション中では逆の結果となる[7]．同様の結果は，水溶性のアスコルビン酸とその脂溶性誘導体であるアスコルビン酸パルミテートとの間でも見られる．ただし，化学構造的な酸化防止活性に大きな差がある場合には，極性の大小だけで活性の強弱を予想することはもちろんできない．また，バルク

系やエマルション中での脂質の酸化に対する各酸化防止剤の効果を詳細に調べてみると，必ずしもポーラーパラドックスの概念が適用できないことも多い．

7.2.3 カットオフ理論

ポーラーパラドックスは，不均一系での脂質酸化を特徴づける理論として興味深いが，このモデルが常にあてはまるわけではない．Chaiyasit ら[14]は，比較的極性の高い δ-トコフェロールと，それよりも極性の低い α-トコフェロールを用いて，バルク系での不飽和油脂に対する効果を検討した．その結果，極性の低い α-トコフェロールの方が，極性の高い δ-トコフェロールよりも高い酸化防止作用を示すことを報告している．

一方，Medina ら[15]は，異なる炭素数のエステル基を有するポリフェノール誘導体（ヒドロキシルチロソールエステル）を用いて，（O/W）型エマルション中での油脂の酸化に及ぼす影響を比較し，炭素数が 8 個までは，酸化防止効果は増大するが，炭素数が 12 個になると逆に酸化を促進することを報告した．また，Laguerre らも，クロロゲン酸エステル[16]やロスマリン酸エステル[17]を用いて，（O/W）型エマルション中での油脂の酸化に対するそれぞれの酸化防止活性を検討し，炭素数を増加させることで活性も増大するが，この関係には極大値があり，その値を越えると酸化防止活性が低下することを示した．炭素数の増加により，酸化防止剤の極性は低下していく．したがって，炭素数がある一定の値まではポーラーパラドックスは成り立つが，それ以上ではこの関係は見られなくなる（cut-off）ことが明らかになった．こうした関係はエマルションだけでなく，リポソームや細胞膜脂質においても明らかにされており，カットオフ理論（cut-off theory）と呼ばれている．

ポーラーパラドックスもカットオフ理論も共通しているのは，酸化防止剤と酸化を受ける基質，あるいは酸化の原因となる酸化促進物質との位置関係に着目している点である．効果的な酸化防止剤を選択する上で大いに活用すべきポイントといえる．より活性の高い酸化防止剤とは，酸化がひき起こされる起点となるエマルション界面などと最も親和性の高い化学的特質を有するものであり，このような酸化防止剤あるいは酸化防止系を創出できれば，油脂の酸化を効果的に防ぐことが可能である．バルク系において脂質酸化の起点となるのは，ラジカルが不

飽和脂質の二重結合2個ではさまれたメチレン基（ビスアリルメチレン）を攻撃する場面である．こうしたラジカルは金属の存在下で，脂質ヒドロペルオキシドの分解によって生成することが多いが，ヒドロペルオキシドは比較的極性が高いため，非極性のバルク系油脂の中では局在することも予想できる．したがって，このポイントに酸化防止剤を集中させることができれば油脂の酸化を効率よく防止できる．

〔宮下和夫〕

文　献

1) Lu, F. S. H., *et al.* (2011). *Lipids*, **46**, 3-23.
2) 瀬川丈史他 (1995). 油化学, **44**, 36-42.
3) Lu, F. S. H., *et al.* (2012). *Food Chem.*, **135**, 2887-2896.
4) Zamora, R., Hidalgo, F. J. (2005). *Crit. Rev. Food Sci. Nutr.*, **45**, 49-59.
5) Shimajiri, J., *et al.* (2013). *J. Agric. Food Chem.*, **61**, 7969-7975.
6) Frankel, E. N., *et al.* (1959). *Fette Seifen Anstrichm.*, **10**, 1036-1039.
7) Frankel, E. N., *et al.* (1994). *J. Agric. Food Chem.*, **42**, 1054-1059.
8) Burton, G. W., Ingold, K. U. (1981). *J. Am. Chem. Soc.*, **103**, 6472-6477.
9) Burton, G. W., Ingold, K. U. (1984). *Science*, **224**, 569-573.
10) Miyashita, K., Hosokawa, M. (2013). *Lipid Oxidation* (Logan, A., Nienaber, U., Pan, X. eds.), pp. 155-176, AOCS.
11) McClements, D. J., Decker, E. A. (2000). *J. Food Sci.*, **65**, 1270-1282.
12) Pryor, W. A., *et al.* (1993). *J. Org. Chem.*, **58**, 3521-3532.
13) Porter, W. L. (1980). *Autoxidation in Food and Biological Systems* (Simic, M. G., Karel, M. eds.), pp. 295-365, Plenum Press.
14) Chaiyasit, W., *et al.* (2005). *J. Agric. Food Chem.*, **53**, 4982-4988.
15) Medina, I., *et al.* (2009). *J. Agric. Food Chem.*, **57**, 9773-9779.
16) Laguerre, M., *et al.* (2009). *J. Agric. Food Chem.*, **57**, 11335-11342.
17) Laguerre, M., *et al.* (2010). *J. Agric. Food Chem.*, **58**, 2869-2876.
18) Akoh, C. C., Min, D. B. (2008). *Food Lipids*, CRC Press/Taylor & Francis.
19) Chen, B., *et al.* (2011). *Crit. Rev. Food Sci. Nutr.*, **51**, 901-916.
20) Decker, E. A., *et al.* (2010). *Oxidation in Foods and Beverages and Antioxidant Applications*, Woodhead Publishing Ltd.
21) Frankel, E. N. (1998). *Lipid Oxidation*; The Oily Press, Dundee, Scotland. Kamal-Eldin, A. (2003). *Lipid Oxidation Pathways*, AOCS.
22) Logan, A., *et al.* (2013). *Lipid Oxidation*, AOCS.
23) 宮下和夫 (2009)．カロテノイドの科学と最新応用技術，シーエムシー出版．
24) 二木鋭雄他 (1994)．抗酸化物質，学会出版センター．
25) 鈴木修他 (2006)．機能性脂質の進展，シーエムシー出版．
26) 鈴木平光 (2009)．油脂・脂質の基礎と応用，(社) 日本油化学会．
27) 吉川敏一 (1998)．抗酸化物質のすべて，先端医学社．

索　引

欧　文

AOM 試験　172
ATP　60, 61
BDF　34
CCP　124
CDM 試験　172
Codex　13
DHA　23, 42, 174
DNA　117
ECN　101
EDTA　178
EPA　23, 42, 174
FAME　153
FAO　119
HA　124
HACCP　123
HLB　73
ISO　122
JAS　13, 112
JAS 規格　126, 138
JAS 規格制度　112
JAS マーク　113
lipid　1
METS　59
n-3　28
n-6　28
n-9　28
n-3 系不飽和脂肪酸　130
NSI　83
oil & fat　1
（O/W）型　138, 180
PAI-1　56
PDCA 管理　123
SFC　20
SFI　19

sn-1 位　50
sn-2 位　50
sn-3 位　50
TAG　49
TAG 分子種　22
TCA サイクル　60
WHO　119
（W/O）型　138

あ　行

赤水　129
アクロレイン　169
アシドリシス反応　109
アシル CoA　60
アシル CoA コレステロールアシル基転換酵素　53
アスコルビン酸　181
アセチル CoA　60
アセト酢酸　62
アセトン　62
圧搾法　79, 83
圧抽法　79, 84
圧扁　80
アディポネクチン　56
アニシジン価　171
油座　5
油搾木　9
油垂口　8
アブラヤシ　38
油酔い　169
アポタンパク質　53
あまに油　39
アミノ-カルボニル反応　179
アラキジン酸　23
アラキドン酸　62
アルカリ精製法　5, 6
アルキド樹脂　152

アルコキシラジカル　174
アルコリシス反応　109
アルデヒド　177
アレルギー物質　117
安静時代謝　59

異性化　104, 105
板締め水圧機　10
炒め油　131
位置異性体　104
一重項酸素　161, 162, 182
一価不飽和脂肪酸　24
遺伝子組換え食品　116
胃リパーゼ　50
衣料用洗剤　146
引火点　21
インスリン様成長因子　62

ウインタリング　91
浮魚　43
渦鞭毛藻　43

エイコサノイド　65
エイコサペンタエン酸　23, 62
エイコセン酸　23
栄養機能食品　129
栄養指導　57
エキストラバージン油　121
エキスペラ　83
エステル交換　107-111
エステル交換反応　109
エルシン酸　23, 121
遠心分離　87
遠心分離機　89

オイル・エキスペラー法　10
オイルパーム　38

索引

オーバーラン 136
ω-3 28
ω-6 28
オリーブ油 37
オレイン酸 23, 156, 158, 163
温度むら 71

か 行

界面 185
界面活性剤 144
カイロミクロン 53
カイロミクロンレムナント 54
カカオ 142
カカオ脂 72
カカオ代用脂 97, 98
カカオマス 142
加工助剤 118
過酸化物価 118, 170
加水分解 167
加水分解型 165
カタクチイワシ 44
活性炭 90
活性白土 90
カットオフ理論 188
カテキン 184
ガードラー式脱臭機 93
加熱安定性 128
加熱劣化 166
カプリル酸 23
カプロン酸 23
ガム質 85
カラヌス 44
カルニチン 60
カルノシン酸 184
カルノソール 184
カルボニル価 171
カロテノイド 182
カロテン 90
乾性油 31
カントリーエレベーター 76
貫流法 81

幾何異性化 102
幾何異性体 104
危害分析 124

キャノーラ 77
キャノーラ種 33
キャリーオーバー 118
キャンプロ式脱臭機 93
牛脂 41
胸管 53
夾雑物 80, 85
共役脂肪酸 28, 95
極性化合物 172
魚油 174
桐油 40
キレート剤 175
均質化 134
均質化機 132
金属 160
金属キレート剤 178

クエン酸 96, 178
屈折率 15
曇り点 19
グリコーゲン 58
クリーム 131, 135, 141
クロロフィル 90, 162
クロロフィル含量 78

珪藻 43
珪藻土 92
化粧品 149
結晶化挙動 99, 100
結晶化ピーク 98, 100
結晶多形 110
血小板 66
血栓 67
ケトン型酸敗 165
ケトン体 62
ゲル浸透クロマトグラフィー 173
ケン化 88
ケン化ロス 88
健康油 126

高圧水蒸気 95
硬化魚油 47
工業用ヘキサン 81
構造脂質 97

酵素酸化 163
酵素法 107, 109, 111
高度不飽和脂肪酸 42
高比重リポタンパク質 55
香味油 129
香料 139
穀物メジャー 77
ココアバター 142
腰が強い油 128
固体脂含量 20
固体脂指数 19
固定化酵素 111
コーデックス 13
コーデックス規格 119
コーヒー酸 182
コーヒーホワイトナー 135
ごま油 36
こめ油 35
コールドプレス法 79
コレステロールエステル転送タンパク質 55
コレステロールの逆転送 55
コロイドミル 132
コンパウンドクリーム 135
コーン油 35

さ 行

堺流 9
搾油 2
搾油器 5
鎖骨下大静脈 53
鎖長延長 64
サフラワー油 35
サラダ油 6, 34, 128
酸価 76, 87, 171
酸化安定性試験 172
酸化防止剤 140, 176
酸化防止相乗剤 96
酸化防止法 176
酸素 160
サンマ 44
残油分 82
残留基準 118

1,2-ジアシルグリセロール 50

索　引

シェブルー　63
シェルドレン　95
色相　90
脂質　1
　　──の摂取量　57
脂質ヒドロペルオキシド　155,
　　170
cis 型　104
3-cis 中間体　61
2-cis 中間体　61
自然分別　97, 98, 101
自動酸化　154, 156, 159, 180
脂肪酸　49
脂肪酸組成　30
脂肪摂取量　70
締木　5, 7
シャンプー　146
重合物　172
柔軟仕上げ剤　146
重要管理点の設定　124
潤滑作用　73
消化管ホルモン　51
消化吸収　49
上昇融点　18, 121
脂溶性ビタミン　56
正當石　7
消費エネルギー　58
消費カロリー　59
消費期限　115
消泡剤　140
賞味期限　115
食品エマルション　178
食品中に残存する農薬等に関す
　　るポジティブリスト制度
　　118
食品添加物　118
食品添加用乳化剤　73
植物ステロール　52, 130
植物プランクトン　43
植物油脂クリーム　135
食物連鎖　57
食用植物油脂　112
助剤　92
食感　72
ショートニング　138

ショートミックス法　88
白絞油　128
飼料用脱脂大豆粕　84
審査登録機関　123
親水性　85
親油性　85
親和性　86

水酸化ナトリウム　107
水蒸気蒸留　93
水素添加　102-105
水素添加油　102
水中油滴型　132
炊飯油　131
水分活性　160
水溶性窒素指数　83
膵リパーゼ　51
ステアリン酸　23
スフィンゴ脂質　65
スフィンゴミエリン　179

製菓　138
精選　79
製パン　138
セッケン　89, 144
摂取エネルギー　58
摂取バランス　66
繊維　151
繊維加工助剤　151
選択的　
選択的水素添加　103
総合衛生管理製造過程　124
粗砕　80
粗脂肪酸　89
粗大化結晶　109
粗タンパク質　76

た　行

大豆油　34
多価不飽和脂肪酸　24, 43, 104,
　　154, 174
多段蒸発缶　82
立木　9
脱ガム　85

脱酸　87
脱脂大豆粕　75
脱臭　93
脱臭機　93
脱臭留出物　97
脱溶剤機　82
脱ロウ　91
玉搾り　9, 10
玉締め法　9, 10
タロー　41
短鎖脂肪酸　24
胆汁酸　51
胆汁酸混合ミセル　52
単純脂質　1

着色料　139
チャーニング　142
中間比重リポタンパク質　55
中鎖脂肪酸トリアシルグリセ
　　ロール　50
中鎖脂肪酸　24, 130
抽出法　79
調温　137
長期保存　73
調合油　71
長鎖脂肪酸　24
超低比重リポタンパク質　55
チョコレート　142
貯蔵サイロ　77

デソルベンタイザートースター
　　82
Δ9 不飽和化酵素　63
電位差滴定法　170
電子伝達系　60
テンパリング　137
天パン油　130
天満流　9

銅　103
同搗　9
動粘度　18
動物プランクトン　43
透明融点　18
とうもろこし油　35

特定原材料　117
特定保健用食品　126
ドコサヘキサエン酸　23, 62
トコフェロール　176
トランス化　104
トランス型　104
トランス酸　105
トランス脂肪酸　27, 93, 97, 103, 137
トリアシルグリセロール　12, 49, 167
塗料　151
ドレッシング　131-134
トロロックス　186
トロンボキサン　67
豚脂　40

な 行

長木　7
なたね油　33
ナトリウムメチラート　107, 111
軟化点　18

二次酸化生成物　158, 166
ニッケル　103
ニッケル触媒　105
乳化剤　73, 87, 139, 185
乳脂　50
乳脂肪　141
乳製品　141
ニューマテックアンローダー　77

熱凝着　71
熱酸化　166
熱酸化重合　168, 169
熱重合　168
熱媒体　95
熱分解　169
燃焼点　21
粘度　16

は 行

バイオディーゼル燃料　152
灰直し法　5
廃白土　91
破砕ロール　80
バージンオリーブ油　121
バター　138
バタークリーム　137
発煙点　21
発火点　22
バッグインボックス　127
ハプト藻　43
パーム核油　38
パーム油　38
バルク系　180
パルミチン酸　23
パルミトレイン酸　23
半乾性油　31

光増感剤　161, 162
光増感酸化　161
微細藻類　43
比重　13
微絨毛膜　52
非食用油脂　143
ビスアリルメチレン　189
非選択的　107
非選択的水素添加　104
ビタミンＣ　181
ビタミンＥ　176
必須脂肪酸　63, 129
ヒドロキシ脂肪酸　28
β-ヒドロキシ酪酸　62
ヒドロペルオキシド　156-158, 175
ピーナツオイル　37
ひまし油　39
ひまわり油　36
平野流　9
肥料用ナタネ粕　84

フィルタープレス　91
風味油　73
風味劣化　174

フエオフィチン　162
フェザリング　136
不乾性油　31
複合脂質　1, 86
不ケン化物　93
フーツ　88
不飽和脂肪酸　24, 104
フラボノイド　182
フリーラジカル　175
フリーラジカル反応　155
ブルーミング　143
フレーク　80
プレミアムオイル　127
プロスタグランジンⅠ　67
分別　97, 98, 100
分別生産流通管理　117

平均脂肪エネルギー比　70
平均寿命　70
平均摂取カロリー　57
β-開裂　177
β酸化　60
ヘキサナール　180
ペットボトル　127
紅花油　35
ベラー式圧搾法　10
ペルオキシラジカル　175

ホイップクリーム　135
ボイル油　151
飽和化　103, 105
飽和脂肪酸　24, 99-101, 103, 104
ホスホリパーゼA2　51
ボディーシャンプー　148
ポートエレベーター　76
ポーラーパラドックス　186
ポリフェノール類　182
本乳化　134

ま 行

マイワシ　44
マーガリン　138
マサバ　44
マヨネーズ　131-134

索　　引

慢性疾患　66

ミセラ　82
ミセラ脱ロウ法　92
密度　13
ミリスチン酸　23
メイラード反応　179
綿実油　36

没食子酸　182
戻り　96, 166
戻り臭　165, 166
2-モノアシルグリセロール　50
2-モノアシルグリセロール回路　52

や　行

焼き入れ油　6
やし油　39

融点　18
誘導脂質　1
遊離脂肪酸　167
遊離脂肪酸含油率　172
遊離脂肪酸含量　87
油脂　1, 49

油脂原料　75
油性ワニス　152
油中水滴　135
養魚飼料　47
溶剤抽出法　11
溶剤分別　97, 98
溶剤ロス　83
予備乳化　134

ら　行

ラウリン酸　23
螺旋式搾油機　10
落花生油　37
ラード　40

離型性　72
離型油　130
リゾリン脂質　51
リノール酸　23, 157, 159, 163, 164
リノール酸摂取過剰　65
α-リノレン酸　23, 158, 159, 163, 164
γ-リノレン酸　23
リパーゼ　108
リポキシゲナーゼ　163

リポタンパク質リパーゼ　54
リン酸　178
リン脂質　85, 86, 178
リンス　147

冷却曲線　98-100
冷却試験　19
レシチン　87
レシチンコレステロールアシル転移酵素　55
劣化　154
レプチン　56
レムナント受容体　54
連鎖開始反応　155
連鎖成長反応　155
連鎖停止反応　155
連続式抽出機　81
連続抽出方式　11

ロイコトリエン　66
ロウ　91, 93
ロウエステル　44
ローズマリー抽出物　184
ロスマリン酸　184
ロートセル型抽出機　81

編者略歴

<u>戸谷洋一郎</u>
1940 年　千葉県に生まれる
1972 年　成蹊大学大学院工学研究科博士
　　　　課程修了
2006 年　成蹊大学名誉教授
現　在　公益財団法人日本油脂検査協会
　　　　理事長
　　　　工学博士

<u>原　節子</u>
1953 年　東京都に生まれる
1975 年　成蹊大学工学部卒業
現　在　成蹊大学理工学部教授
　　　　工学博士

食物と健康の科学シリーズ
油脂の科学　　　　　　　　定価はカバーに表示

2015 年 10 月 25 日　初版第 1 刷
2016 年　5 月 25 日　　　　第 2 刷

　　　　　編　者　戸　谷　洋　一　郎
　　　　　　　　　原　　　節　　　子
　　　　　発行者　朝　倉　誠　造
　　　　　発行所　株式会社　朝　倉　書　店
　　　　　　　　　東京都新宿区新小川町6-29
　　　　　　　　　郵便番号　１６２-８７０７
　　　　　　　　　電話　03（3260）0141
　　　　　　　　　FAX　03（3260）0180
　　　　　　　　　http://www.asakura.co.jp

〈検印省略〉

© 2015〈無断複写・転載を禁ず〉　　　印刷・製本　東国文化

ISBN 978-4-254-43552-8　C 3361　　　Printed in Korea

JCOPY　〈(社)出版者著作権管理機構 委託出版物〉

本書の無断複写は著作権法上での例外を除き禁じられています．複写される場合は，そのつど事前に，(社) 出版者著作権管理機構（電話 03-3513-6969，FAX 03-3513-6979，e-mail: info@jcopy.or.jp）の許諾を得てください．

前鹿児島大 伊藤三郎編
食物と健康の科学シリーズ
果実の機能と科学
43541-2 C3361　　　　A5判 244頁 本体4500円

高い機能性と嗜好性をあわせもつすぐれた食品である果実について，生理・生化学，栄養機能といった様々な側面から解説した最新の書。〔内容〕果実の植物学／成熟生理と生化学／栄養・食品化学／健康科学／各種果実の機能特性／他

前岩手大 小野伴忠・宮城大 下山田真・東北大 村本光二編
食物と健康の科学シリーズ
大豆の機能と科学
43542-9 C3361　　　　A5判 224頁 本体4300円

高タンパク・高栄養で「畑の肉」として知られる大豆を生物学，栄養学，健康機能，食品加工といったさまざまな面から解説。〔内容〕マメ科植物と大豆の起源種／大豆のタンパク質／大豆食品の種類／大豆タンパク製品の種類と製造法／他

酢酸菌研究会編
食物と健康の科学シリーズ
酢の機能と科学
43543-6 C3361　　　　A5判 200頁 本体4000円

古来より身近な酸味調味料「酢」について，醸造学，栄養学，健康機能，食品加工などのさまざまな面から解説。〔内容〕酢の人文学・社会学／香気成分・呈味成分・着色成分／酢醸造の一般技術・酢酸菌の生態・分類／アスコルビン酸製造／他

前宇都宮大 前田安彦・東京家政大 宮尾茂雄編
食物と健康の科学シリーズ
漬物の機能と科学
43545-0 C3361　　　　A5判 180頁 本体3600円

古代から人類とともにあった発酵食品「漬物」について，歴史，栄養学，健康機能などさまざまな側面から解説。〔内容〕漬物の歴史／漬物用資材／漬物の健康科学／野菜の風味主体の漬物（新漬）／調味料の風味主体の漬物（古漬）／他

前東農大 並木満夫・東農大 福田靖子・千葉大 田代 亨編
食物と健康の科学シリーズ
ゴマの機能と科学
43546-7 C3361　　　　A5判 224頁 本体3700円

数多くの健康機能が解明され「活力ある長寿」の鍵とされるゴマについて，歴史，栽培，栄養学，健康機能などさまざまな面から解説。〔内容〕ゴマの起源と歴史／ゴマの遺伝資源と形態学／ゴマリグナンの科学／ゴマのおいしさの科学／他

前日清製粉 長尾精一著
食物と健康の科学シリーズ
小麦の機能と科学
43547-4 C3361　　　　A5判 192頁 本体3600円

人類にとって最も重要な穀物である小麦について，様々な角度から解説。〔内容〕小麦とその活用の歴史／植物としての小麦／小麦粒主要成分の科学／製粉の方法と工程／小麦粉と製粉製品／品質評価／生地の性状と機能／小麦粉の加工／他

千葉県水産総合研 滝口明秀・前近畿大 川﨑賢一編
食物と健康の科学シリーズ
干物の機能と科学
43548-1 C3361　　　　A5判 200頁 本体3500円

水産食品を保存する最古の方法の一つであり，わが国で古くから食べられてきた「干物」について，歴史，栄養学，健康機能などさまざまな側面から解説。〔内容〕干物の歴史／干物の原料／干物の栄養学／干物の乾燥法／干物の貯蔵／干物各論／他

日獣大 松石昌典・北大 西邑隆徳・酪農学園大 山本克博編
食物と健康の科学シリーズ
肉の機能と科学
43550-4 C3361　　　　A5判 228頁 本体3800円

食肉および食肉製品のおいしさ，栄養，健康機能，安全性について最新の知見を元に解説。〔内容〕日本の肉食の文化史／家畜から食肉になるまで／食肉の品質評価／食肉の構造と成分／熟成によるおいしさの発現／食肉の栄養生理機能／他

大澤俊彦・木村修一・古谷野哲夫・
佐藤清隆著
食物と健康の科学シリーズ
チョコレートの科学
43549-8 C3361　　　　A5判 164頁 本体3200円

世界中の人々を魅了するお菓子の王様，チョコレートについて最新の知見をもとにさまざまな側面から解説。〔内容〕チョコレートの歴史／カカオマスの製造／テオブロミンの機能／カカオポリフェノールの機能性／乳化チョコレート／他

前東大 阿部宏喜編
食物と健康の科学シリーズ
魚介の科学
43551-1 C3361　　　　A5判 224頁 本体3800円

海に囲まれた日本で古くから食生活に利用されてきた魚介類。その歴史・現状・栄養・健康機能・安全性などを多面的に解説。〔内容〕魚食の歴史と文化／魚介類の栄養の化学／魚介類の環境馴化とおいしさ／魚介類の利用加工／アレルギー／他

上記価格（税別）は2016年4月現在